1+X 职业技术·职业资格培训教材

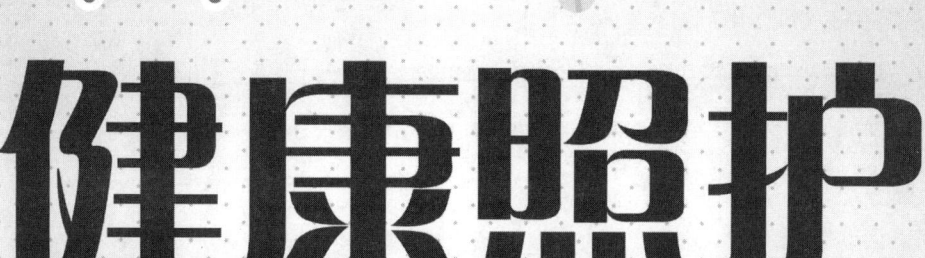

健康照护
JIANKANGZHAOHU

编审委员会

主　　任	张　岚　黄卫来
委　　员	顾卫东　葛恒双　孙兴旺　葛　玮　李　晔　刘汉成
执行委员	李　晔　瞿伟洁　夏　莹

编审人员

主　　编	周宝国
副 主 编	周惟喆　周德远　柯雯琼
编　　者	计　英　张礼娟　张　萧　董　萍　陆　宁　蔡金洁
	王丽娟　陈　洁
主　　审	余剑珍

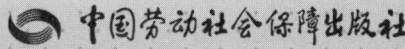

中国劳动社会保障出版社

图书在版编目(CIP)数据

健康照护/人力资源和社会保障部教材办公室等组织编写. -- 北京：中国劳动社会保障出版社，2017

1+X 职业技术·职业资格培训教材

ISBN 978－7－5167－3313－4

Ⅰ.①健… Ⅱ.①人… Ⅲ.①护理学-职业培训-教材 Ⅳ.①R47

中国版本图书馆 CIP 数据核字(2017)第 311861 号

中国劳动社会保障出版社出版发行

(北京市惠新东街 1 号 邮政编码：100029)

*

三河市华骏印务包装有限公司印刷装订 新华书店经销
787 毫米×1092 毫米 16 开本 10.5 印张 200 千字
2017 年 12 月第 1 版 2025 年 8 月第 7 次印刷
定价：25.00 元

营销中心电话：400-606-6496
出版社网址：http://www.class.com.cn

版权专有 侵权必究

如有印装差错，请与本社联系调换：(010) 81211666
我社将与版权执法机关配合，大力打击盗印、销售和使用盗版图书活动，敬请广大读者协助举报，经查实将给予举报者奖励。
举报电话：(010) 64954652

内 容 简 介

本教材由人力资源和社会保障部教材办公室、中国就业培训技术指导中心上海分中心、上海市职业技能鉴定中心依据上海健康照护（专项职业能力）职业技能鉴定细目组织编写。教材从强化培养操作技能，掌握实用技术的角度出发，较好地体现了当前最新的实用知识与操作技术，对于提高从业人员基本素质，掌握健康照护（专项职业能力）的核心知识与技能有直接的帮助和指导作用。

本教材在编写中摒弃了传统教材注重系统性、理论性和完整性的编写方法，而是根据本职业的工作特点，从掌握实用操作技能和能力培养为根本出发点，采用模块化的编写方式。全书共分为7章，内容包括健康照护人员的基本要求、心理照护基础知识、居室环境维护、生活照护、健康状况观察、协助专业护理、意外伤的处理。

本教材可作为健康照护（专项职业能力）职业技能培训与鉴定考核教材，也可供全国中、高等职业院校相关专业师生参考使用，以及本职业从业人员培训使用。

前　言

职业培训制度的积极推进，尤其是职业资格证书制度的推行，为广大劳动者系统地学习相关职业的知识和技能，提高就业能力、工作能力和职业转换能力提供了可能，同时也为企业选择适应生产需要的合格劳动者提供了依据。

随着我国科学技术的飞速发展和产业结构的不断调整，各种新兴职业应运而生，传统职业中也愈来愈多、愈来愈快地融进了各种新知识、新技术和新工艺。因此，加快培养合格的、适应现代化建设要求的高技能人才就显得尤为迫切。近年来，上海市在加快高技能人才建设方面进行了有益的探索，积累了丰富而宝贵的经验。为优化人力资源结构，加快高技能人才队伍建设，上海市人力资源和社会保障局在提升职业标准、完善技能鉴定方面做了积极的探索和尝试，推出了1+X培训与鉴定模式。1+X中的1代表国家职业标准，X是为适应经济发展的需要，对职业的部分知识和技能要求进行的扩充和更新。随着经济发展和技术进步，X将不断被赋予新的内涵，不断得到深化和提升。

上海市1+X培训与鉴定模式，得到了国家人力资源和社会保障部的支持和肯定。为配合1+X培训与鉴定的需要，人力资源和社会保障部教材办公室、中国就业培训技术指导中心上海分中心、上海市职业技能鉴定中心联合组织有关方面的专家、技术人员共同编写了职业技术·职业资格培训系列教材。

职业技术·职业资格培训教材严格按照1+X鉴定考核细目进行编写，教材内容充分反映了当前从事职业活动所需要的核心知识与技能，较好地体现了适用性、先进性与前瞻性。聘请编写1+X鉴定考核细目的专家，以及相关行业的专家参与教材的编审工作，保证了教材内容的科学性及与鉴定考核细目以及题库的紧密衔接。

职业技术·职业资格培训教材突出了适应职业技能培训的特色，使读者通过学习与培训，不仅有助于通过鉴定考核，而且能够有针对性地进行系统学习，真正掌握本职业的核心技术与操作技能，从而实现从懂得了什么到会做什么的飞跃。

职业技术·职业资格培训教材立足于国家职业标准，也可为全国其他省市开展新职业、新技术职业培训和鉴定考核，以及高技能人才培养提供借鉴或参考。

新教材的编写是一项探索性工作，由于时间紧迫，不足之处在所难免，欢迎各使用单位及个人对教材提出宝贵意见和建议，以便教材修订时补充更正。

人力资源和社会保障部教材办公室
中国就业培训技术指导中心上海分中心
上海市职业技能鉴定中心

目 录

模块一 基础知识

第1章 健康照护人员的基本要求
第1节 健康照护人员的职业道德与行为规范 …………… 4
第2节 健康照护人员的主要工作任务 …………………… 7

第2章 心理照护基础知识
第1节 心理照护需要 ……………………………………… 10
第2节 照护对象的心理问题和心理照护方法 …………… 12
第3节 健康照护人员的心理减压 ………………………… 17

第3章 居室环境维护
第1节 保持居室环境清洁与舒适 ………………………… 22
第2节 保证居室环境安全 ………………………………… 28
第3节 保持照护对象床位的清洁整齐 …………………… 31

模块二 基础照护

第4章 生活照护
第1节 清洁照护 …………………………………………… 40
第2节 饮食照护 …………………………………………… 57
第3节 排泄照护 …………………………………………… 66
第4节 睡眠照护 …………………………………………… 73

第5章 健康状况观察
第1节 呼吸的观察 ………………………………………… 78

第 2 节　脉搏测量 …………………………………… 82
第 3 节　体温测量 …………………………………… 84
第 4 节　血压测量 …………………………………… 90
第 5 节　皮肤观察与压疮预防 ……………………… 93

模块三　专业照护

第 6 章　协助专业护理
第 1 节　协助服药 …………………………………… 102
第 2 节　冷热应用 …………………………………… 105
第 3 节　协助采集标本 ……………………………… 109
第 4 节　协助运动 …………………………………… 111
第 5 节　协助遗体护理 ……………………………… 119

第 7 章　意外伤的处理
第 1 节　烧烫伤的紧急处理 ………………………… 122
第 2 节　外伤的紧急处理 …………………………… 124
第 3 节　跌倒与坠床的处理 ………………………… 131
第 4 节　噎食与误吸的紧急处理 …………………… 134

模块四　护理操作实训

实训 1　铺备用床 …………………………………… 142
实训 2　更换有人床位 ……………………………… 143
实训 3　床上擦浴 …………………………………… 144
实训 4　床上洗发 …………………………………… 145
实训 5　体温、血压测量 …………………………… 146

实训 6　噎食处理 …………………………………… 146
实训 7　床—轮椅的移动 …………………………… 147
实训 8　上肢出血的包扎 …………………………… 148

健康照护（专项职业能力）　理论知识考试模拟试卷 …………………………………………………… 149

健康照护（专项职业能力）　理论知识试卷答案 ……… 156

模块一 基础知识

第1章

健康照护人员的基本要求

第1节　健康照护人员的职业道德与行为规范　　/4

第2节　健康照护人员的主要工作任务　　/7

第1节 健康照护人员的职业道德与行为规范

 学习目标

➢ 熟悉健康照护人员职业道德的内容
➢ 掌握健康照护人员行为规范的要求

 知识要求

一、健康照护人员的职业道德

健康照护人员是指在医院或家庭中，为慢性病人、残疾人、老年人等给予生活照护的人员。

健康照护人员的职业道德可归属于医学道德范畴。健康照护人员与医务人员并肩合作，为照护对象的健康服务，在各自的岗位上照料照护对象。同时，医疗卫生单位也按一定的道德要求和目标对医务人员和健康照护人员实施有计划、有目的的教育。健康照护人员除了要掌握一定的照护知识和技能外，还必须具有较好的职业道德，这样才能提供优质的服务，满足照护对象的需求。

1. 尊重照护对象的人格与权利

健康照护对象往往身患疾病，对照护人员的言行十分敏感，因此照护人员要像对待自己的家人一样，耐心倾听，尊重照护对象，应尽可能满足他们的要求。如果不能做到，要做好解释，取得照护对象的理解，使他们对照护工作产生安全感和信任感。

2. 尊重照护对象的隐私，保守照护对象的秘密

健康照护人员了解照护对象的病情，有利于照护工作的开展。但健康照护人员也有为照护对象保守秘密的义务，不得将照护对象的隐私泄露或随便议论照护对象的病情。

3. 以照护对象需求为本，服务第一

健康照护人员在工作中要有强烈的责任心、同情心。健康照护对象的病情复杂多变，照护工作繁重，因此在照护工作中，要以照护对象需求为本，服务第一。要根据照护对象的特点，耐心细致观察，同时还要学会独立思考和耐心分析，这样才能更好地开展照护工作。

4. 遵守机构的规章制度和纪律要求

健康照护人员应遵守机构的各项规章制度，不违反机构规定，不接受照护对象的礼物，不吃照护对象的食品等。

二、健康照护人员的行为规范

1. 健康照护人员的仪表要求

（1）仪表。健康照护人员的服饰应体现其精神面貌，要整洁得体、美观大方，方便工作。妆饰要自然大方、健康朴实，能使照护对象感到亲切、可信。

（2）姿态。姿态是指姿势和体态。站、坐、步态都会反映一个人的文化修养，健康照护人员在工作中要注意自己的姿态。

站姿：头正、颈直、挺胸收腹、两腿并拢，两脚前后错步或呈"微丁字步"，双手自然下垂。切不可有叉腰、耸肩、弓背、无精打采等不良习惯。

坐姿：端正、平稳，两膝并拢，两脚自然踏地，稍向后收。不能弯腰斜坐、跷"二郎腿"或不停抖动双腿。

步姿：在站姿的基础上，步履轻盈，小步前进。切不可随意拖沓、无精打采、摇头晃脑等。

手姿：动作自然、幅度适当。注意服务时手势不宜过多，以免产生不必要的误解。

（3）态度。和蔼的态度能使照护对象产生亲切、温暖、信任、留恋的感觉，所以工作态度应主动、热情、耐心、周到。

2. 健康照护人员的语言要求

（1）招呼用语。如"请""请稍候""请别急""谢谢""对不起""谢谢您的协助"等。对照护对象的称谓要有区别、有分寸，可视年龄、职业而选择不同的称呼，如"老师""先生""小姐""同志""小朋友"等。不可用床号称呼照护对象。

（2）介绍用语。如"您好，我是健康照护人员，我叫×××，有事请找我。"

（3）电话用语。打电话应做到有称呼，如"请您找××医生听电话。"

（4）安慰用语。声音温和，表示真诚关怀。使用安慰用语，要使照护对象听后获得依靠感和希望感，而且觉得不突兀、合情合理。

（5）迎送用语。迎接照护对象要面带微笑，热情相迎，用语一般为简短的自我介绍。照护对象出院，照护人员应送到门口或电梯口，注意道别不要说"再见""下次再来"等语言，可说一些祝福语或叮嘱，如"早日康复""回家多注意休息"等。

（6）照护操作用语。健康照护人员对照护对象进行照护操作时，应委婉地、清楚地向照护对象进行讲解，取得照护对象的理解。有效的讲解，对于成功的照护是十分重要的。

照护操作解释用语一般分三大部分，即操作前解释、操作中指导和操作后嘱咐。

操作前解释：交代本次操作的目的及准备工作。讲解简要方法，让照护对象做好心理准备。

操作中指导：交代照护对象配合的方法。转移照护对象的注意力，使用安慰性语言和鼓励性语言，增强其信心。

操作后嘱咐：询问照护对象的感觉，是否达到预期效果。告诉照护对象必要的注意事项，感谢照护对象的配合。

3. 健康照护人员的行为要求

（1）电梯礼仪。送到电梯口，为照护对象按下电梯。电梯到来，一手按住电梯门，一手示意请进。照护对象进入电梯后，可以说："请走好""请当心"等。待电梯启动后再转身离开。

（2）走廊礼仪。在病房走廊、过道上，对迎面而来的照护对象或医务人员主动让道，自然退到一边，让他们先行，并微笑点头、问候。如果同向行走，最好不要超越。如果有急事，要打招呼"对不起，我能否先行？"然后侧身快步通过。如果遇到照护对象或家属询问，要主动回答或指引。

（3）协助用餐礼仪。协助照护对象用餐时要洗净双手，要细心、耐心，切忌催促。

（4）沏茶礼仪。给照护对象或家属沏茶时要洗净双手。茶水的量要适宜，一般以茶杯的2/3量为宜。端茶时要用双手，一手托杯底，一手握杯柄，并礼貌地说："请用茶。"

（5）花卉礼仪。花卉是友谊、幸福、爱情、和平、健康的象征。医院病房内花卉的布置是祝福照护对象早日康复的一种表示。但对花卉过敏的照护对象，其病房不应放置花卉。

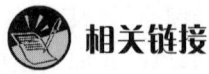
相关链接

人与人之间的非语言沟通技巧

倾听：要善于听人讲话，要注意讲话者声音、声调、流畅程度及所选用的词句，他的面部表情、身体姿势及动作，尽量理解他想表达的内在含义。在倾听过程中，要集中精力。常言道："眼睛是心灵的窗户。"谈话时，要保持和对方眼神的接触。双方保持的距离以能看清对方表情、说话不费力但能互相听得清楚为宜（大约1米），也可随说话内容而调整，以自然为宜。双方位置持平，健康照护人员可稍向照护对象倾斜，切勿使照护对象处于仰视位。在适当的时候可以用点头、微笑表达对照护对象的关心和对话题的兴趣，以鼓励照护对象继续说下去。

面部表情：面部表情反应极为灵敏，能迅速而真实地反映各种复杂的内心活动。健康照护人员的微笑，应发自内心，展现真诚、亲切、关心、同情和理解，为照护对象创造出一种愉悦的、安全的、可信赖的氛围。当照护人员带着微笑来往于病床旁，对照护对象的精神安慰可能胜过良药。

专业性皮肤接触：皮肤接触与心理状态有着密切的关系，皮肤接触可作用于精神、神经系统，如果经常为卧床照护对象按摩、翻身、擦身等，不仅可使照护对象感到舒适、放松，还能促进血液循环、预防压疮等。皮肤接触可以增强免疫系统功能并有益健康。

沉默：沟通中语言固然重要，但不要认为所有时间都应该说话。当照护对象受到情绪打击或在哭泣时，健康照护人员可征求对方同意："如果您不想说话，您可以不说，我希望能坐在这里陪您一会，好吗？"这时健康照护人员以沉默表示关心，会很有用。它可以表达健康照护人员对照护对象的同情和支持，起到"此时无声胜有声"的作用。沉默片刻还可以给双方有思考和调适的机会。

第2节　健康照护人员的主要工作任务

学习目标

- 熟悉健康照护人员的任务范畴
- 掌握健康照护人员的能力要求

知识要求

一、健康照护人员的任务范畴

1. 健康照护人员的主要服务对象

在医院，由于护士要承担大量的临床护理工作，而忽视了对照护对象生活上的照料，因此在护理人员的基础上衍生出了健康照护人员。目前在我国，健康照护人员仅仅是在护士的指导下对照护对象进行生活照护。随着社会的进步和人们对照护工作要求的不断提升，健康照护人员的任务将从原先单纯的生活照护向心理照护、健康保健指导等方面发展。

健康照护人员要具有一定的思想品德素质和业务素质。思想品德素质包括：热爱祖国，热爱人民，热爱本职工作，具有为人类健康服务的奉献精神；忠于职守，廉洁奉公，具有人道主义精神；具有诚实的品德和高尚的思想情操等。业务素质包括：具有一定的文化素养、必要的照护理论知识和较强的实践技能；具有高度的责任心、同情心和爱心，尊重照护对象人格，慎言守密；具有严谨细微、主动勤快、果断敏捷、实事求是的工作作风；具有强健的体魄和健康的心理；具有规范的言行举止、良好的人际关系以及团结协作的精神等。

2. 健康照护人员的主要工作内容

（1）负责照顾好照护对象的生活起居，如洗脸、洗头、洗脚、洗澡、进食、饮水、大小便、翻身，对照护对象的脸盆、茶具、便盆进行消毒等。

（2）护送照护对象进行检查、治疗、理疗等。

（3）保护照护对象的安全。

健康照护人员不能从事护理专业性操作，以及危重照护对象的生活照护。

二、健康照护人员的能力要求

1. 健康照护人员必须具备的基本照护能力

（1）为照护对象洗头。

（2）为照护对象沐浴。

（3）为照护对象更换床单、尿裤。

（4）协助照护对象推动轮椅。

（5）协助照护对象饮食。

（6）观察照护对象的生命体征。

2. 健康照护人员必须达到的其他照护要求

（1）与照护对象沟通。

（2）对照护对象实施心理照护。

（3）协助照护对象进行康复活动。

（4）指导照护对象的文化娱乐生活。

（5）维持照护对象正常的营养需要。

（6）具备一定的紧急情况处理能力。

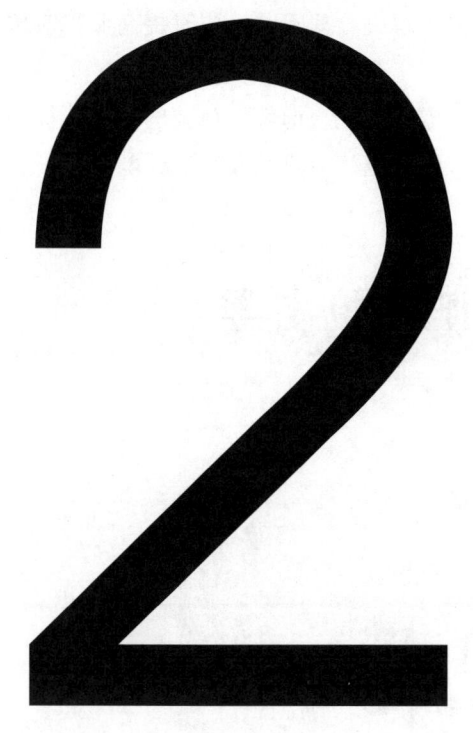

第 2 章

心理照护基础知识

第 1 节　心理照护需要　　　　　　　　　　　　　　　　/10
第 2 节　照护对象的心理问题和心理照护方法　　　　　　/12
第 3 节　健康照护人员的心理减压　　　　　　　　　　　/17

健康照护

　　心理照护是健康照护人员运用心理学知识和技能针对照护对象现存和潜在的心理问题给予关怀、支持和帮助，以满足照护对象的需要，解决心理问题，同时提高照护对象和家属对疾病的心理适应能力。

　　心理照护的目的是解除照护对象的紧张、焦虑、悲观、抑郁、孤独的情绪，提高其对待日常生活及与疾病斗争的主观能动性，以更好地适应社会角色和生活环境。

第1节　心理照护需要

 学习目标

- ➢ 了解人的基本需要
- ➢ 掌握照护对象的心理需要

 知识要求

一、人的基本需要

1. 生理需要

　　生理需要是人类最原始、最基本的需要，如食物、空气、水、适宜的温度、清洁、睡眠、排泄、避免疼痛等。人们在转向较高层次的需要之前，总是尽力满足这类需要。生理需要在所有需要之前，因为缺乏这些人类便无法生存。减轻疼痛也很重要，如果疼痛厉害，一个人便无法休息、睡眠，无法再思考其他事情。所以，在各种需要中，生理需要是最基本、最强烈、也是最明显的一种。

2. 安全需要

　　人需要一个安全、有秩序、可预知、有组织的环境，不被意外、危险的事情所困扰，如生活稳定、有保障、受保护、避免危险与恐惧。除此之外，人需要感受到自己是安全的，不受伤害的。如果照护对象住院或手术，常产生不安全感，有时会对医护人员产生不信任而感到不安全；也有些照护对象对疾病怀有恐惧心理，把医生和护士看成自己安全的保障，以致对医护人员产生心理依赖。

3. 爱的需要

爱与归属感是指需要爱、亲密感、情感、归属感和有意义的人际关系。对人类而言，它们是相当基本的需要，是不容置疑的。人总是希望和周围人们友好相处，成为群体的一员，希望得到他人的信任和友爱，包括爱他人、被爱和有所归属，免受孤独、空虚、被遗弃等痛苦。比起一般人，照护对象更需要得到关怀、体贴，希望同别人亲密接触。因此，健康照护人员应帮助照护对象尽快熟悉新的环境，介绍病房规章制度，并让他们尽快熟悉同室病友。

4. 尊重的需要

个人对尊严和价值的追求，包括自尊、被尊重和尊重他人。尊重需要的满足会使人感到有价值、有力量，使人自信，否则会使人感到自卑、软弱、无能等。照护对象同样希望得到别人的尊重，希望自己被别人了解，不希望别人只呼其床号而不呼其姓名。有些照护对象对自己被陌生人检查或检查时暴露过多身体会感到有失自尊。

5. 自我实现的需要

个人的能力和潜能得到充分发挥，实现自己的理想与抱负，是人类最高层次的需要。照护对象患病时，这种需要多被压抑，难以满足。

二、照护对象的心理需要

1. 需要被尊重

照护对象希望得到他人的理解和尊重，因此，健康照护人员应该避免那些伤害照护对象自尊心的言行，如以床号代替姓名呼叫照护对象，在公共场合议论照护对象的隐私等。

2. 需要被接纳

照护对象入院后，原来的生活规律发生了改变。在一个陌生的环境里，照护对象需要被新的群体接纳，以避免感到孤独。

3. 需要适当的活动和休息

照护对象需要生活在一个和谐的环境中，同时还需要适当的活动和休息，以此来调节和改善自己的情绪。

4. 需要安全感和早日康复

安全感是照护对象最普遍、最重要的心理需要。照护对象把安全感和早日康复视为求医的最终目的。

第2节 照护对象的心理问题和心理照护方法

 学习目标

➢ 掌握照护对象的心理问题

➢ 掌握各类照护对象的心理特点及照护方法

➢ 能够帮助和解决照护对象的心理问题

 知识要求

一、照护对象的一般心理问题

照护对象患病后面临着生理上的改变、外观的受损、功能的减退、长期治疗检查带来的痛苦、死亡的威胁以及由此而导致的角色转变、社交范围狭小、职业的限制等一系列问题。照护对象的生存状态和生存模式因疾病而改变，心理受到很大的冲击。健康人的心理活动多指向外界环境，而照护对象的心理活动更多地指向自身与疾病。照护对象的心理活动虽然千差万别，但通常存在以下几个共同的心理特征。

1. 焦虑、恐惧、抑郁

（1）焦虑表现为对即将发生但又未确定的重大事件的紧张和不安。

（2）恐惧表现为害怕、受惊、有回避、哭泣、颤抖等行为。

（3）抑郁表现为恐惧、绝望、缺乏自信、孤独、长吁短叹、度日如年，对外一切不感兴趣。

恐惧和焦虑情绪持续时间过长、强度过大，就会降低照护对象在疾病治疗和恢复过程中的调适能力和心理能动性，这样不仅有碍躯体疾病的治愈，还会导致心理失衡，造成心理危机。

2. 情绪不稳

照护对象患病后容易形成不良心境，爱挑剔，好发脾气，遇事易激动。男性照护对象多表现为因一点小事而吵闹，女性照护对象多表现为抑郁、哭泣。

3. 角色适应不良

照护对象患病后，原有的行为模式和责任以及社会对他的期望都随之发生变化，所以照护对象必然要经历从常态角色向照护对象角色转化的过程，这也是从失去原有的社会心理平衡到获得新的社会心理平衡的艰巨过程。如果照护对象不能很好地适应，常常会导致心理冲突，引起不良心态。角色适应不良常有四种形式：角色冲突、角色缺失、角色强化、角色恐惧。

4. 丧失控制力

疾病给照护对象带来的饮食、生活等方面的限制，导致照护对象基本需要满足受挫。有些照护对象需要长期接受治疗，有些照护对象病情好转恶化交替出现，甚至濒临死亡。这些情况使照护对象感到无能为力，自己被疾病所主宰，对自己所处的情境失去控制力，并由此而产生悲观、忧郁的情绪，丧失生活勇气。

5. 自尊心受挫

患病以后，尤其是患慢性病需要长期治疗以及可能遗留残障的照护对象，其工作性质极有可能因此而改变、事业发展极有可能因此而受阻。躯体健康受损以及个人成就感的降低都可能导致照护对象的自尊心受挫，因此照护对象非常重视别人对他的态度。

6. 孤独感

孤独感主要源自照护对象与社会的隔离。有些照护对象患病后不得不离开工作岗位，离开长期相处的同事；有些照护对象患病后遗留身体残障，活动受限，如脑卒中、脊髓损伤；还有些照护对象缺乏足够的精力去参加社交活动。这些情况致使照护对象社交减少，生活乏味，孤独感加重。

二、各类照护对象的心理特点及照护方法

1. 女性照护对象

（1）心理特点。女性照护对象在性意识方面有羞怯心理，对痛苦耐受性差、易激动。

（2）照护方法。注意女性照护对象害羞、腼腆、内向、温顺的特点，尊重她们的意愿。

2. 儿童和青少年照护对象

（1）心理特点。儿童照护对象由于恐惧会经常哭闹、拒食或不服药，害怕黑暗、陌生人或陌生环境，有"皮肤饥饿"感。青少年照护对象则常因为疾病与学校社会脱节而产生自卑、害羞、多疑等不良情绪。

（2）照护方法。对于儿童照护对象，应多留意其表情、目光、体态等，做好相应的照护。为防止儿童照护对象"皮肤饥饿"，可对其采用全身抚触的方法。如听到婴儿的啼哭，

应及时观察分析，出现异常应及时报告医生护理人员处理。对于青少年照护对象，针对其独立性和自我意识强的特点，以及焦虑、恐惧的心理，健康照护人员一定要以温和、耐心、同情的心理予以关怀，细心照顾。应与其多谈心，加强心理疏导，解除负面情绪，并尊重照护对象的意愿。

3. 老年照护对象

（1）心理特点。老年照护对象一般自我中心意识较强，特别害怕孤独，病后可表现为天真、爱吃等返童现象。

（2）照护方法。对老年照护对象要有礼貌，要专心、耐心聆听对方说话，切忌生硬地打断。切忌谈论刺激性的话题，以免老年照护对象过于激动而发生意外。

4. 手术照护对象

（1）心理特点。手术前有不同程度的恐惧、害怕心理，手术后有自我感觉欠佳、睡眠障碍、动力缺乏、兴趣丧失、食欲减退、便秘等特征。

（2）照护方法。手术前可给予照护对象安慰、解释和帮助。手术后根据照护对象表情、姿势等方面观察其疼痛情况，必要时报告医护人员予以镇痛。

5. 慢性病照护对象

（1）心理问题。长期患病，可产生自责压抑的心情，感觉自己是家人的累赘，从而对生活丧失热情和信心，最终导致厌世情绪。

（2）照护方法。在积极治疗疾病的同时，应予以心理上、生活上的满足。了解照护对象的兴趣爱好，采取适当的措施，给予一定的引导。

6. 肿瘤病照护对象

（1）心理问题。照护对象会产生悲观失望、烦躁不安的情绪，惧怕会早逝。

（2）照护方法。对照护对象病情的言行必须谨慎，回答问题应注意分寸，以减轻照护对象的紧张情绪，增加治疗信心。

7. 危重照护对象

（1）心理问题。由于对死亡的恐惧，照护对象可能有失眠、紧张不安、出汗等表现。

（2）照护方法。对这类照护对象尤其应给予安慰和关心，可采取与之交流讨论的方法，来劝导他们安然面对现实。

8. 濒死照护对象

（1）心理问题。否认自己即将离世的现实，不愿接受治疗和照护。当得知结局已无法改变后，对即将来临的死亡无可奈何，情绪低落，悲观失望。

（2）照护方法。与照护对象交谈时要态度诚恳，语气平和，该说的事一定要说清楚。切忌行为轻率，三言两语了事。要给予照护对象最大的心理支持和安慰，尽可能满足他们的要求，只要照护对象意识清醒，就应尊重他们的意愿和日常生活习惯。

三、住院照护对象常见的心理问题

1. 内科照护对象

内科疾病照护对象的心理问题与内科疾病的特点有关。内科一些疾病病因复杂，诊断困难，至今无特效治疗方法。心脏病、糖尿病、肾脏病、肝病、血液病等相当一部分疾病病程长，具有迁延性，甚至伴随终生，需要定期检查，长期治疗。

内科照护对象常见的心理问题有：

（1）焦虑恐惧。照护对象刚患病时没有心理准备，对疾病知识也不了解，不知如何治疗，也不知会有怎样的结果，因而产生焦虑恐惧的心理。有的照护对象因病情复杂，反复检查、多方求医也未能确诊或者治疗效果不显著，故而焦躁不安，担心患了不治之症（如癌症），甚至出现疑病心理。

（2）沮丧。长期受病痛折磨，难以坚持工作，家庭关系紧张，自我实现的需要受挫等因素使照护对象丧失信心，意志消沉，郁郁寡欢，在与疾病的抗争中失去斗志。

（3）情绪不稳。情绪不稳通常在心境不良的背景下产生。因心境恶劣，照护对象对情绪的控制能力下降，易激动，稍有不如意、不顺心就发脾气，对刺激的敏感性增加。

2. 外科照护对象

外科疾病几乎都需要手术治疗，手术对于照护对象是一种极其强烈的心理刺激，外科照护对象的心理与手术密切相关。

（1）手术前照护对象的心理特点。最突出的心理是焦虑和恐惧。焦虑是由于照护对象在手术过程中失去自我控制和控制环境的能力，对可能发生的问题无能为力。他们对手术过程不了解，虽然不能明确说出具体的忧虑，但感到生命和健康受到极大威胁。照护对象的恐惧比较明确，直接与手术有关：他们害怕麻醉效果不好，害怕手术中疼痛不能忍受，担心医生的手术技术，担心手术发生意外导致残疾或死亡。

（2）手术后照护对象的心理特点

1）期待心理。术后照护对象最想知道手术效果，希望能尽快康复和痊愈。

2）痛苦烦躁。手术后照护对象大多身体虚弱，活动受限，疼痛不适，因而感到痛苦、烦躁、心境不良，变得爱发脾气、任性和挑剔。

3）抑郁。如果照护对象手术后出现预后不良（如恶性肿瘤已转移）、身体结构或外观改变（如残肢）、功能丧失（如脏器切除）等情况，其受到的心理打击是很大的，而且是持久的，照护对象由此可能产生自卑、伤心、沮丧和绝望等情绪。

3. 妇产科照护对象

（1）一般的心理状态。常见的妇科疾病如子宫肌瘤、卵巢囊肿等大多数需要手术治疗，因而患有这些疾病的照护对象在手术前后都有和外科手术照护对象类似的心理特点。同时她们还担心这些疾病使她们丧失女性特征，丧失生育能力，影响夫妻感情，所以表现出顾虑重重、情绪消沉、悲痛、忧愁和焦虑。还有一些女性照护对象患病后，因羞怯不能主动求医和真实反映病情而延误治疗。

（2）经期的心理状态。个别女性照护对象在经期有头痛、失眠、精神抑郁或易激动等症状，多在月经来潮后自然消失。

（3）孕期的心理状态。孕期妇女的心理问题较突出的是焦虑和抑郁，大多发生在头三个月和后三个月。早期焦虑和抑郁的发生率为10%，与既往精神病史、对胎儿状况过于关注、既往中断妊娠、夫妻不睦、焦虑型人格等因素有关。晚期焦虑和抑郁常伴有担忧和恐惧，主要是由于害怕分娩疼痛、害怕新生儿畸形、担心新生儿健康状况。孕妇有不良情绪可影响胎儿神经系统的发育，甚至影响到孩子将来的性情。

（4）哺乳期的心理状态。据报道，不少产妇于产后数日内会有短暂和轻度的心绪不良，最常见的症状是心绪波动大、易激惹、眼泪汪汪甚至哭泣。躯体症状可有头痛、失眠、食欲不振、乳房胀痛等。产妇常常把心绪不良解释为身体不舒服、孩子哭闹难带、丈夫冷落等。

（5）更年期综合征的心理状态。女性更年期一般发生在45～55岁之间，是生理衰老的过渡时期，在生理上发生很大变化。有些人以自主神经功能紊乱为主，有些人以精神障碍为主，大部分人两者兼而有之。更年期的心理障碍以不良情绪体验为主，表现为焦虑、烦躁、易激动、恐惧、强迫、抑郁、紧张、多疑、敏感等。

四、心理照护方法

1. 解释和指导

有些照护对象对医院和医护人员产生恐惧和紧张情绪，这些情绪能导致照护对象对医院产生抗拒，对病情极为不利。因此，健康照护人员应及时解答照护对象的疑惑，引导其缓解紧张、焦虑的情绪，树立治疗疾病的信心。

2. 鼓励和安慰

不同的照护对象有不同的性格，有些照护对象比较开朗，而有些却比较孤僻、懦弱，因此健康照护人员应针对不同的照护对象的心理特点，劝导照护对象以积极的态度和行为面对人生，鼓励其树立信心，振奋精神，主动与病魔抗争。

3. 关心和支持

照护对象会因疾病的痛苦和特定医疗环境变得比正常人敏感，他们的需求通常也比一般人来得复杂，所以健康照护人员应根据照护对象的具体情况和需求，协助医护人员精心照顾照护对象，唤起照护对象的希望和信心，促进身心康复。

4. 教育和疏导

鼓励照护对象倾诉心中苦闷、委屈、不安，健康照护人员需要有耐心和同情心。

第3节　健康照护人员的心理减压

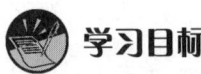

- 了解健康照护人员过度压力的表现
- 掌握健康照护人员心理减压的方法

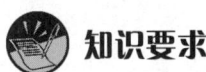

一、过度压力的表现

健康照护人员要管理压力，首先要学会觉察压力。当人处在过度压力的情况下会发生什么变化？其实，过度压力对人的影响主要表现在身体、情绪和行为三方面。

1. 身体反应

身体反应包括头晕、头痛、耳鸣、乏力、失眠等；也可能出现胸闷、气急、胸部压迫感；有些则表现为腹胀、胃痛、食欲下降、便秘或腹泻；还可能表现为生理周期紊乱、性欲下降、阳痿等。如果压力持续存在，有可能进一步发展为某种疾病，比如冠心病、原发性高血压和糖尿病等。

2. 情绪反应

常见的情绪反应有焦虑、恐惧、愤怒、敌意、抑郁。

3. 行为反应

（1）逃避与回避。两者都是为了远离令人感到压力的事件和境遇，摆脱压力，避免受到更大的伤害。"拖延"是最常见的表现。

（2）敌对与攻击。表现为不友好、不合作、冲动、伤人毁物，也可能表现为自伤自残。

（3）退化与依赖。表现为不成熟、幼稚，比如哭泣、蒙头大睡，夸大自己的困难或病痛，过分寻求他人帮助，任何小事都需要别人来拿主意等。

（4）物质滥用。酗酒、大量吸烟和滥用药品等。

二、内部减压方法

1. 保持良好的身体状况

良好的身体可以明显提升个体对压力的承受力。保持良好身体的关键是保持健康的生活习惯。无论多忙，都不应该以牺牲健康生活的方式来应对。这样做也许短期看上去有效，但长远来看，这种策略对健康照护人员自己和对其所照护的对象都是有害无益的。健康的生活习惯主要包括保证营养均衡、休息合理、睡眠充足和坚持体育锻炼。

2. 保持良好的情绪状态

保持良好的情绪不是说不可以有负面情绪，相反，要保持良好的情绪，首先是允许自己体验各种情绪，并选择适当的时间和场合释放。当然，接纳自己的负面情绪也不是说允许自己被情绪控制，而是要学会驾驭情绪，为自己的情绪负责。

3. 放松和冥想

在每一次压力反应中，人体的大脑和身体都会被调动起来，身体内部就会发生一系列的变化，呼吸、心跳加快，肌肉紧绷，随时准备迎接挑战。一旦紧急情况消失便立即关闭反应系统，一切恢复常态。人类经过长期的进化，已经能以这种"动员"和"解散"的方式对付外界的威胁。然而，健康照护人员在长期的照护工作中，不仅自身健康状况复杂多变，还常常面对家属的种种要求和质疑，压力巨大。如果总是处于一种时刻准备着却又不能行动的状态，伤害就造成了。那么，是否可以反过来，通过调整呼吸，放松肌肉来释放或缓解压力呢？研究表明，放松和冥想不失为缓解压力、消除疲劳的好方法。

三、外部减压方法

1. 社会支持

社会支持除了来自家人、朋友以外，还来自照护对象、雇主。事实上，与照护对象、雇主建立良好的人际关系，对缓解来自工作的压力至关重要。此外，还可以寻求专业机构、政府部门、社会组织的支持，弄清楚相关机构、组织的职能和联系方式，以备不时之需。

2. 健康照护人员互助小组

在医院或社区内组建健康照护人员互助小组。在这个小组中，大家不仅可以彼此提供心理支持，还可以相互交流健康照护的经验心得，切磋技能，也可以请专业人员为健康照护人员进行知识和技能方面的指导和培训。

3. 公益渠道求助

健康照护人员可以通过以下渠道寻求帮助：

（1）上海市心理援助热线：021-12320-5，全年365天服务，时间为每天8：00-22：00。

（2）上海市心理健康热线，上海市心理咨询中心，电话：021-64383562。

（3）希望24热线——生命教育与危机干预中心，电话：400-161-9995。

（4）上海市心理咨询行业协会服务热线：400-820-1683。

（5）各地都有这样的服务咨询机构，可在网上查询或电话查询。

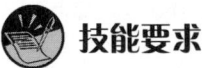 技能要求

个案分析提出照护方法

操作步骤

步骤1 收集信息

通过交谈，观察照护对象的行为和心理，从照护对象、照护对象家庭成员、亲友、其他工作人员等处获取有关照护对象心理信息的资料。

步骤2 分析信息

对收集到的照护对象的心理信息进行分析，目的是弄清问题的实质，找出那些影响照护对象身心健康的心理问题，以便有针对性地采取照护措施。

步骤3 解决问题

在收集和分析照护对象心理信息的基础上，确定照护对象的心理问题。确定心理问题后，首先要分清照护对象心理问题的轻重、主次顺序；其次设立心理照护的目标；再次，针对问题和目标制定照护措施，心理照护措施不应与其他的医疗照护措施相矛盾或抵触；最后，实施心理照护计划，即通过照护活动，改变照护对象对疾病、环境和自我的不恰当的认知和不恰当的行为，消除或减轻消极的心理反应，解决心理问题，提高心理健康水平。

步骤4 效果评价

主要是为了了解照护对象对心理照护措施的反应及评估预期目标是否达到，找出照护过程中的薄弱环节，加以改善，使照护活动在照护程序的下一个循环中以更高的水平进行。

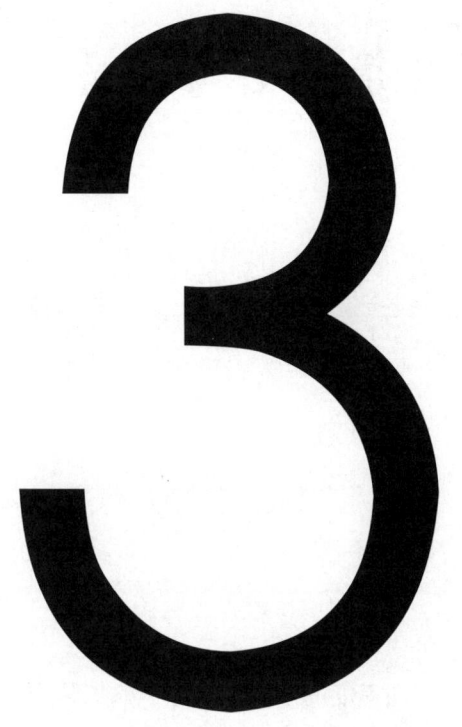

第 3 章

居室环境维护

第 1 节　保持居室环境清洁与舒适　　/22
第 2 节　保证居室环境安全　　/28
第 3 节　保持照护对象床位的清洁整齐　　/31

健康照护

第 1 节 保持居室环境清洁与舒适

 学习目标

➢ 了解隔离区域的划分
➢ 熟悉清洁用具的使用
➢ 掌握常用的清洁消毒方法

 知识要求

一、保持居室环境清洁

照护对象因年老或疾病的影响,免疫功能有不同程度的下降或缺陷,病原体容易侵入机体而引起感染。因此,需要确保其居室环境的清洁,尽量避免发生感染。

1. 居室环境的基本要求

居室是人们休息、睡眠的场所,其环境的好坏直接影响到人的健康和寿命。由于大多数照护对象适应力减退,抗病能力较弱,容易受环境的影响,特别是不耐寒热,对空气污染和噪声的耐受力也较差,因此绝大多数照护对象对居室的环境要求严格。

(1) 空气新鲜。居室要注意经常通风换气,以保持室内空气新鲜。

(2) 湿度适中。居室的湿度对人体健康是有影响的。室内保持一定的湿度,有助于维持呼吸道的正常功能,一般以 30%~50% 为宜。

(3) 温度适宜。室温对人体的生理平衡有重要影响,应尽量恒定,避免忽高忽低。在湿度、气流都正常的情况下,适宜的室温一般冬季为 18~22℃,夏季 19~24℃。

(4) 布局合理。为方便照护对象,卧室与厕所的距离不宜太远。室内家具摆设应简单整齐,美观大方,以使用方便为原则。

(5) 清洁卫生。如果照护对象免疫力降低,抗病能力减弱,更应注意居室的清洁卫生。除了要经常通风外,还要经常打扫,定期消毒。

(6) 光线充足。居室要注意采光和照明。

2. 照护对象分泌物与排泄物的处理

人的体液中均含有大量病毒，其中含病毒浓度高的有血液、伤口分泌物、阴道分泌物、羊水等。相对含病毒浓度低的有尿、粪便、呕吐物、汗液、母乳等。

对这些具有传染性的排泄物和分泌物可以使用如下消毒法：

（1）稀粪便和呕吐物及痰液。每升污物中加入 200 克漂白粉，搅匀后加盖放置 2 小时以上。

（2）成形的粪便和干呕吐物。5 份干粪便或干呕吐物加入 1 份漂白粉搅拌放置 2 小时，搅匀混匀后加盖放置 2 小时以上。

（3）尿液。每 100 毫升尿液加入 1 克漂白粉，放置 12 小时。

（4）褥疮造瘘等伤口敷料。需使用专门容器焚烧，不可直接丢弃。

3. 居室环境清洁与消毒方法

清洁是人类最基本的安全需求之一，做好清洁工作是保证照护对象的居室环境安全及预防感染的重要措施。清洁分为三个层次：扫除、擦拭、洗涤。清洁必须做到每天至少 1 次。居室内环境和物体表面的清洁消毒工作可根据不同情况进行分类处理，一般划分为清洁处理和消毒处理。

（1）居室常用清洁方法

1）扫除。扫除对象是居室内所有地面和台面及床位。居室内环境扫除时禁止扬尘，坚持随时扫除地面垃圾污物和杂物，必须坚持湿式清扫台面和床位，每日清扫床位至少一次。

2）擦拭。擦拭是居室最常用的清洁方法。良好的地面擦拭对于保持环境卫生非常重要。地面擦拭应注意：先用拖把对地面有序地擦拭，擦拭后再进行刷洗。拖把使用后要清洗干净，进行消毒并晾干。不得用同一桶水多次清洗拖把，不晾干隔天不得再用，不同区域的拖把不得混用。有条件的医院应使用地巾擦拭地面。地巾应做到一个房间更换一块，使用后放入污物袋内，清洁处理后集中消毒，晾干后备用。物体表面应使用柔软干净的抹布擦拭。

3）洗涤。居室内某一环境或物体有明显污垢则需要做洗涤处理，用洗涤剂刷洗。洁净度要求较高的环境或某些物品不可用去污粉，因为使用去污粉会留下颗粒，应该选用中性洗涤剂进行洗涤。

（2）居室常用消毒方法

1）燃烧法。可用于传染病照护对象使用后的纸制品及伤口敷料等。

2）煮沸消毒法。煮沸消毒法的优点是经济、实用，可用于传染病照护对象的餐具等。

具体做法：在100℃沸水中煮5~15分钟。煮沸消毒法注意事项：消毒前将物品洗净，物品全部浸没水中，从水沸腾开始计时，如果加入其他物品须重新计时。

（3）居室清洁与消毒操作常用的清洁方法有水洗去污和去污剂去污。有效的清洁可以减少居室环境中地面、墙壁、家具等物体表面的污垢、尘埃和有机物。

1）常用的清洗剂和消毒剂

①水。水是基本清洗剂，用量大，使用广泛。用水进行清洗的同时，利用热能搅拌、流动摩擦以及压力喷射等，可大大增强水的洗涤效果。

②表面活性剂。表面活性剂又称为人工合成洗净剂，具有促进液体渗透、融化、发泡等作用。

③含氯消毒剂。含氯消毒剂有次氯酸钠、漂白粉、二氯异氰尿酸钠等，如市面常见的84消毒液就是其中一种。含氯消毒剂的消毒能力主要取决于其中有效氯的含量，有效氯的含量愈高，消毒能力愈强。

适用对象：餐（茶）具、环境、便器等。

常用方法：浸泡、擦拭、喷洒及干粉消毒等。

注意事项：密闭保存，置于阴凉、干燥、通风处。应现配现用。不宜用于对金属制品、有色织物等的消毒。如果存在大量有机物，应延长时间或提高浓度。消毒后的物品应及时用清水冲净。

④75%的乙醇。这是目前医药卫生领域应用最为广泛的消毒剂，主要应用于皮肤和器具的消毒，是一种良好的皮肤消毒剂。

2）常用的清洁与消毒方法

①地面墙面的清洁与消毒。地面污染不明显，通常采用湿式清扫。每日用拖把蘸清水或清洁剂擦拭地面1~2次，可有效清除地面污物和部分微生物。当地面受到血液、体液等明显污染时，先用吸湿材料去除可见的污染物，再用拖把拖拭干净。拖把用含氯消毒剂浸泡30分钟后清洗干净，晾干备用。有明确感染性污染，如结核性污染物、肝炎病毒污染物等，也可以使用含表面活性剂的含氯消毒剂进行去污消毒处理，其浓度可以稍高一些。

墙面一般不需消毒，只需做清洁处理。墙面受到污染时，一般只对2米以下的部分进行消毒处理。

②食具的清洁与消毒。食具的消毒可以使用煮沸消毒法。如果是传染病照护对象的食具应先煮沸30分钟后取出洗净，然后再煮沸30分钟；剩余的残羹可煮沸30分钟后倒掉。

③便器、痰杯的清洁与消毒。便器、痰杯用毕倒掉粪尿和痰。有污垢时用清洁剂去污，清水冲净后，浸泡于含氯消毒液内30分钟，取出冲洗干净，干燥保存备用。

④床位的清洁与消毒。直接接触照护对象的床上用品如床单、被套、枕套等，遇污染应及时更换，更换后的物品应及时清洗与消毒，消毒方法应合理、有效。间接接触照护对象的被芯、枕芯、褥子、床垫等，应定期在太阳下暴晒，利用紫外线杀菌消毒。

⑤日常用具和床具的清洁与消毒。居室内日常用具和床具在无明确污染的情况下，每日进行湿式清洁即可；若受到明显污染，可用浸有消毒剂的抹布进行擦拭消毒，必要时可用高效消毒剂清除和消毒。抹布使用后清洗干净，晾干备用。

3）正确的洗手方法（见图3—1）

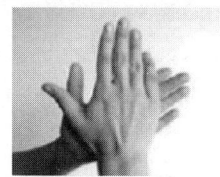 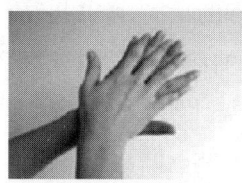 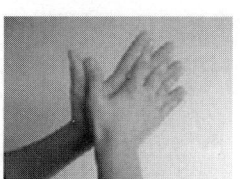
①掌心相对，手指合拢，互相揉搓，洗净手掌　　②手心对手背，手指交叉沿指缝相互搓揉洗净手背　　③掌心相对，双手交叉，相互搓揉洗净指缝

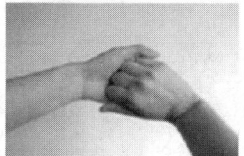 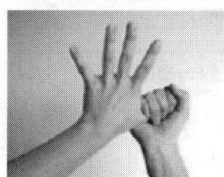 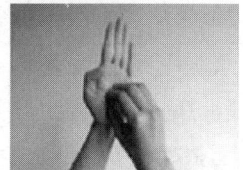
④双手轻合成空拳，相互搓揉洗净指背　　⑤一手握住另一手的大拇指旋转搓揉，洗净大拇指　　⑥将一手五指指尖并拢在另一手的掌心处搓揉，洗净指尖

图3—1　正确的洗手方法

4. 清洁区与非清洁区的划分

为了照护对象和健康照护人员安全，需做好隔离区的划分，以便更好地执行消毒隔离措施，保证消毒隔离效果。在隔离区应划分清洁区、半污染区及污染区，并制定人们在此区域活动的规则。

（1）隔离区域的设置。隔离区域应与普通区域分开，远离公共场所。设置隔离区域可将感染源与易感人群从空间上分开，减少传播机会。传染源、非传染源使用不同的出入口。入口处有更衣换鞋的过渡区，备有隔离衣、口罩、帽子、手套等。出口处有洗手、处理废弃物的设施。

（2）床边隔离。健康照护人员工作时应穿工作服，戴工作帽，进行无菌操作前洗手，始终保持手的清洁，严格执行无菌操作原则。照护对象的居室物品表面均用消毒液擦拭，每日1次。无菌物和非无菌物分开放置，并有明显标记。各种医疗用品（如听诊器、血压计等）使用后用消毒液擦拭备用。体温表一人一支，一用一消毒，并需放入消毒专用盘内备用。一次性医疗用品中，接触血液和体液的注射器、针头使用后直接投入锐器盒，输液器使用后集中存放，专人收走，集中处理。接触照护对象的血液、体液、分泌物等的操作，照护人员必须戴手套。照护对象应有专用体温表、便器、血压计等。床边备洗手的消毒水，供照护人员操作后使用。使用过的器械物品应单独消毒处理。

二、保持居室环境舒适

1. 病房环境的要求

病房环境不仅要实现医疗、护理的功能，同时还应保证照护对象的舒适和安全，促进其康复，因此病房环境需要有和谐的社会环境和舒适的物理条件。

（1）和谐的社会环境。照护对象身处医院病房，对其陌生的环境、人员会感觉不适，照护人员应与照护对象建立融洽的关系，创造和谐气氛，使其尽快适应医院的社会环境。

1）良好的照护关系使照护对象产生安全感、信赖感，增加照护对象战胜疾病的信心。

2）良好的群体使照护对象与其他人之间形成愉快、和谐的气氛，有利于其早日康复。照护人员应加强与其家属的沟通，取得信任和理解，共同做好照护对象身心照护工作。

3）医院规则在一定程度上是对照护对象的一种约束，如作息制度、探视制度、陪伴制度等，会对照护对象产生一定的影响。因此，照护人员要及时耐心地向照护对象介绍这些规定和制度，取得理解和配合，让照护对象尽快适应。

（2）舒适的物理条件。病房的物理环境是影响照护对象生理与心理的重要因素，关系着治疗效果及疾病的转好。因此，为照护对象提供一个安全、舒适的场所是促进其早日康复的重要措施之一。

1）空间。狭小的空间使照护对象紧张压抑，产生社交隔离感。照护对象床位间距一般不少于1米，床位之间有隔帘遮挡，以保护照护对象的个人隐私，如图3—2所示。

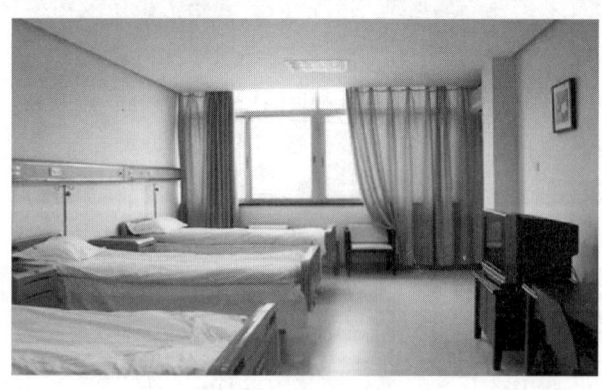

图3—2 病房设置

2）温度。适宜的室内温度有利于照护对象治疗及休养。一般病房冬季的温度以18～22℃为宜，婴儿室、产房、手术室以22～24℃为宜。如果室温过高，影响机体散热而使照护对象感到烦躁；如果室温过低，照护对象会出现肌肉紧张，且易着凉。

3）湿度。湿度指空气中含水分的程度。病房相对湿度以50%～60%为宜。如果室内湿度过高，空气潮湿，有利于细菌繁殖，同时机体水分蒸发减少，出汗受抑制，照护对象感到闷热、不适，尿液排泄增加，对心、肾疾病照护对象不利；如果室内湿度过低，空气干燥，水分蒸发快，导致呼吸道黏膜干燥、咽痛、口渴，对急性喉炎、气管切开和呼吸道感染的照护对象十分不利。因此，病房内应备有室温计和湿度计，以便随时评估室内温度和湿度。

4）通风。空气流通可以调节室内温、湿度，增加氧含量，降低二氧化碳及空气中微生物的密度。为保持空气新鲜，病房应定时开窗通风换气，每次30分钟左右。冬天通风时要注意保暖，避免冷风直吹照护对象。

5）光线。室内明暗度可影响照护对象的舒适度。充足的光线，可使照护对象愉悦，且有利于观察病情。光线较弱有利于照护对象休息和放松。病房的采光有自然光线和人工光线。进行诊疗和照护工作时，阳光不宜直射眼睛，以免引起目眩。午睡时应用窗帘遮挡光线。夜间睡眠时，应采用地灯或罩壁灯，既可方便在夜间察看照护对象又可使照护对象易于入睡。破伤风照护对象病房光线宜暗。

6）噪声。凡与环境不协调的、照护对象不需要并感到不愉快的声音都是噪声。噪声使人疲倦不安、心烦意乱，影响休息与睡眠，长期处在噪声中会出现头晕、失眠等症状。噪声白天应控制在40分贝以下，夜间应控制在30分贝以下。工作人员应做到四轻：说话轻、走路轻、操作轻、关门轻。病房门窗、桌椅脚上钉橡皮垫，推车定期滴润滑油，都可以减少病房的噪声。

2. 调节病房温湿度的方法

（1）温度调节。为保持适宜的温度，病房内可以安装室温调节设施，如空调、电风扇、暖气设备等，并配备室温计，以便随时观察和调节室温。另外，还可根据气温变化增减被服，及开关窗。

（2）湿度调节。为保证适宜的湿度，病房内需配有湿度计。如果湿度过低，可使用加湿器，在暖气上放水槽或地面洒水，皮肤干燥时可适当涂抹乳液；如果湿度过高，可开窗通风或使用去湿器。汗液过多时可以给皮肤清洁。

第 2 节　保证居室环境安全

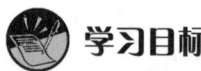

- ➢了解护理分级依据及不同等级照护对象的特点
- ➢熟悉医院常用护理标志
- ➢掌握保证病房安全的方法

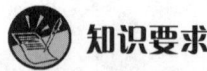

一、医院常用护理标志

各种护理标志能提高健康照护人员对照护对象身份识别的准确性，提醒照护人员在照护过程中认真查对，防止过失，消除隐患。

1. 腕带标志

住院的照护对象都必须佩戴腕带。腕带标志应填写正确，健康照护人员核对无误后为照护对象佩戴。佩戴腕带可有效识别身份。

2. 过敏标志

药物过敏的照护对象要有过敏标志，分别警示医务人员和健康照护人员。床尾挂药物过敏警示牌，床头卡及照护对象一览表也有红色药物过敏标志。

3. 导管标志

有导管的照护对象要在导管的适当位置贴对应导管名称的标志，如图 3—3 所示，并在床尾悬挂防导管脱落的警示牌。

图 3—3　导管标志

4. 各种护理安全标志

根据需要，对重点观察的照护对象，可在其床尾或床头挂各种相关警示标志，如图 3—4 所示，如"防坠床""防跌倒""防压疮""药物过敏""防导管滑脱"等。

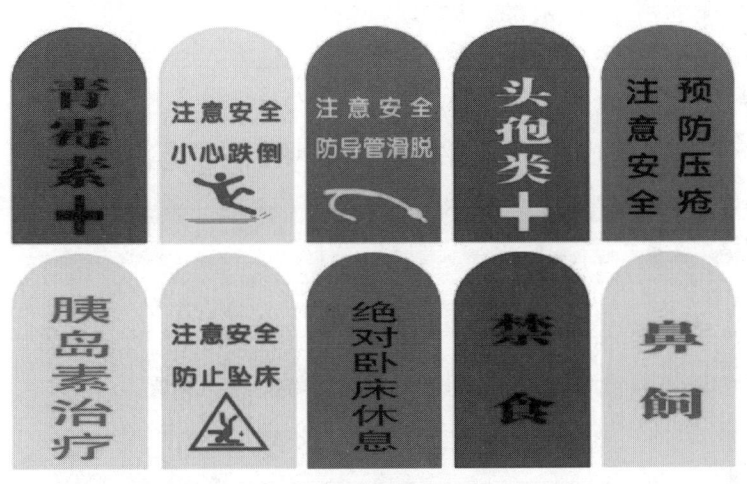

图 3—4　相关警示标志

5. 特殊输液治疗明显标志（见图 3—5）

如化疗药物的"黄色"标志、高危药物的"红色"标志，均贴于输液袋外。

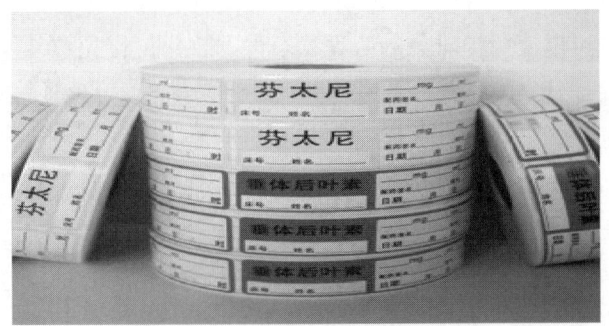

图 3—5　特殊输液治疗标志

二、护理分级

1. 特级护理

符合以下情况之一，可确定为特级护理。

（1）维持生命，实施抢救性治疗的重症照护对象。

(2) 病情危重、随时可能发生病情变化，需要进行监护、抢救的照护对象。

(3) 各种复杂或大手术后、严重创伤或大面积烧伤的照护对象。

2. 一级护理

符合以下情况之一，可确定为一级护理。

(1) 病情趋向稳定的重症照护对象。

(2) 病情不稳定或随时可能发生变化的照护对象。

(3) 手术后或者治疗时期需要严格卧床的照护对象。

(4) 自理能力重度依赖的照护对象。

3. 二级护理

符合以下情况之一，可确定为二级护理。

(1) 病情趋于稳定或未明确诊断前仍需观察，且自理能力轻度依赖的照护对象。

(2) 病情稳定，仍需卧床，且自理能力轻度依赖的照护对象。

(3) 病情稳定或处于康复期，且自理能力中度依赖的照护对象。

4. 三级护理

病情稳定或处于康复期，且自理能力轻度依赖或无须依赖的照护对象，可确定为三级护理。

三、住院安全环境的营造

安全的住院环境可以使照护对象的心理状态得到放松，避免意外发生，保证医疗、照护工作顺利运行，促进其康复，提高治愈率。

1. 避免物理性损伤

物理性损伤包括：①机械性损伤如盥洗室地面潮湿，致使照护对象滑倒跌伤；②昏迷的照护对象因未加床挡、保护具而坠床或撞伤；③神志不清或躁动的照护对象触接电源而灼伤；④温度性损伤如烫伤等。健康照护人员应及时做好相应防护措施，时刻关注照护对象的动态，防患于未然。

2. 避免化学性损伤

如各种化学药物中毒及化学消毒剂的腐蚀、刺激。健康照护人员首先需要做好的是妥善保管好药物，严格掌握用药的浓度、剂量、次数，注意配伍禁忌，注意观察照护对象用药后的反应。

3. 避免生物性损伤

如病原微生物的感染、昆虫叮咬，这会影响照护对象休息睡眠，容易导致过敏、传播疾病。需严格执行消毒隔离制度，严格遵守无菌操作原则，防止院内交叉感染，做好蚊虫的杀灭，并加强防范，保护照护对象。

4. 避免医源性损伤

无论是物理性、化学性、生物性还是心理性损伤，凡是由于医疗相关人员的操作和言谈不慎以及医疗相关操作的副作用而造成照护对象生理或心理上的损伤，均为"医源性损伤"，需加强管理，严格遵守各项规章制度和操作规程。

综上所述，为杜绝上述伤害，应将照护对象的利益放在首位，不断提高服务水平和质量。应力争完善病区的安全设施，如在厕所、走廊设扶手，电源插座远离神志不清的照护对象，夜间设地灯照明，病房、治疗室设符合卫生要求的洗手设备等。

第3节 保持照护对象床位的清洁整齐

 学习目标

> 了解病房床位的种类及目的
> 掌握整理备用床和有人床的技能

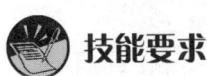 技能要求

铺 备 用 床

目的

保持病房整洁、美观。准备迎接新的照护对象。

操作步骤

步骤1　操作前准备

（1）自身准备。服装整洁，头发整洁，鞋袜干净，外表端正大方，双手洗净。

（2）用物准备。床、床垫、被褥、枕芯、棉胎或毛毯、被套、大单、枕套。按使用顺序将用物放于护理车上，推至床边。

（3）环境准备。周围无照护对象治疗或进食。

（4）移床旁桌、椅。移床旁桌，离床约20厘米；移床旁椅，至床尾正中，离床尾约

15厘米。物品按顺序摆放在床旁椅上。

步骤2　为照护对象铺备用床

（1）铺大单。取大单放于床上，正面向上，中缝和床的中线对齐，分别左右散开，如图3—6所示。

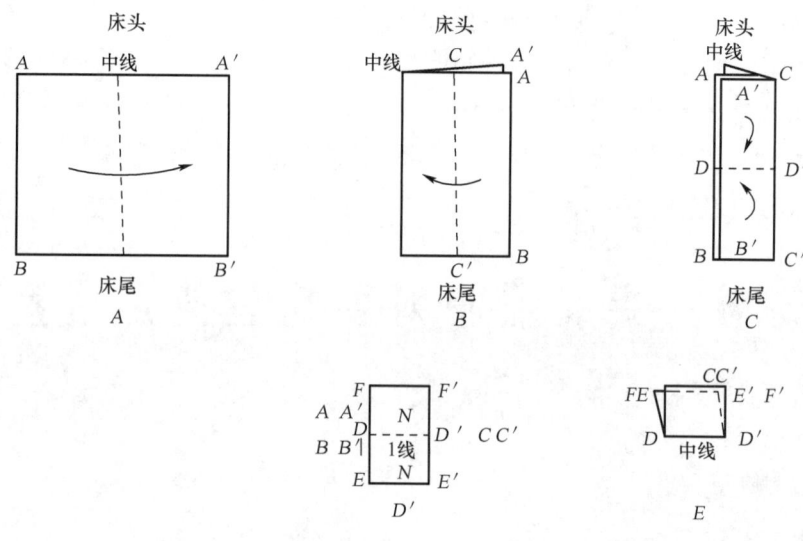

图3—6　大单折法

左手将床头的床垫托起，右手伸过床头中线，将大单塞入床垫下，然后铺床角。

在距离床头30厘米处，向上提起大单边缘，使其同床边垂直，呈一等腰三角形，以床沿为界将三角形分为两半，上半三角覆盖于床上，下半三角平整地塞于床垫下再将上半三角翻下塞于床垫下，使之成为一个斜角。至床尾，一手托起床垫，一手握住大单，同法铺好床角。两手拉紧大单中部边缘，向内塞入（双手掌心向上）平铺于床垫下，如图3—7所示。

转至对侧，同法铺大单。

（2）套被套

1)"S"形式（见图3—8）。将棉胎或毛毯纵折三折，再"S"横折三折，将被套正面向外，中线和床头中线对齐，封口端齐床头，平铺于床上。拉开被套开口端，将折好的棉胎放于开口处，底边同被套开口边平齐，拉棉胎上缘至被套封口处，再将竖折的棉胎两边拉开和被套齐，对好两上角，系带，盖被上缘与床头并齐。边缘向内折和床沿平齐，铺成被筒，尾端塞在床下。

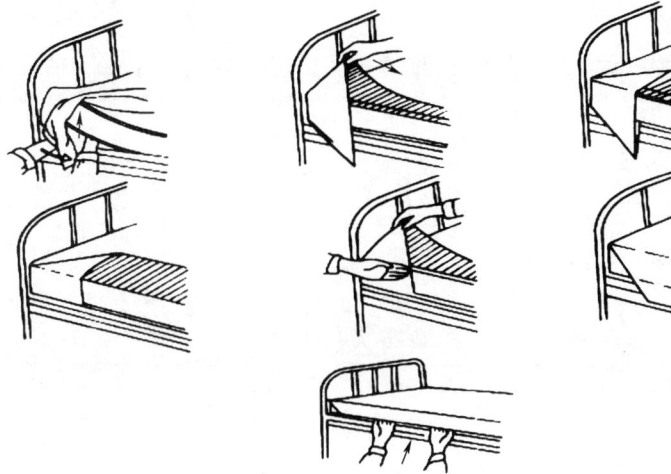

图 3—7 铺大单法

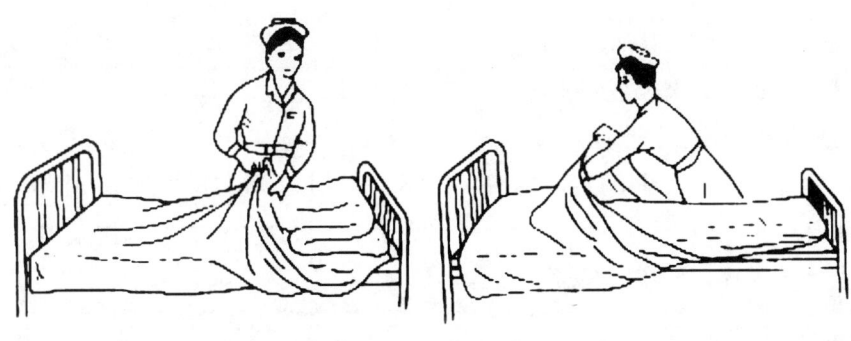

图 3—8 "S"形式

2）卷筒式（见图 3—9）。将被套正面向内，平铺于床上，开口端朝床尾，将棉胎或毛毯铺在被套上，上缘和被套封口边齐。将棉胎与被套或被套一并自床头卷至床尾，自开

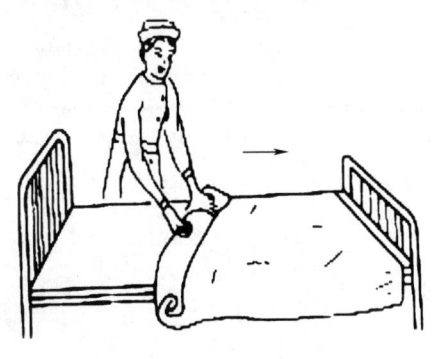

图 3—9 卷筒式

口处翻转、拉平、系带。按"S"形折成被筒。

(3) 套枕套。将枕套套于枕芯上，四角充实，轻拍枕芯、系带，放于床头，开口背向门。

步骤3　操作后处理

(1) 将床旁桌椅放回原处，保持床单位整齐美观。

(2) 照护人员整理用物，洗手。

更换有人床位

目的

保持床平整，预防压疮，保持病房整洁美观。

操作步骤

步骤1　操作前准备

(1) 自身准备。服装整洁，头发整洁，鞋袜干净，外表端正大方，双手洗净。

(2) 用物准备。床、床垫、被褥、枕芯、棉胎或毛毯、被套、大单、枕套。按使用顺序，将用物放于护理车上，推至床边。

(3) 环境准备。根据季节选择是否关闭门窗。周围无照护对象治疗或进食。

(4) 移床旁桌、椅。移床旁桌，离床约20厘米；移床旁椅，至床尾正中，离床尾约15厘米，物品按顺序摆放在床旁椅上。

(5) 将安全护栏拉起。

(6) 做好解释，取得照护对象的配合。

步骤2　为照护对象更换床单

(1) 扫大单。松开床尾盖被，协助照护对象翻身侧卧，移枕。

松开近侧各层床单，将污染中单向上卷塞于照护对象身下，从近床头处开始扫净橡胶单上的渣屑，搭于照护对象身上，将污染大单向上卷塞于照护对象身下，从床头至床尾扫净床褥上的渣屑。

(2) 铺清洁大单。将对侧一半大单塞于照护对象身下，按铺床法铺好近侧大单。请照护对象平卧，照护人员转向对侧，移枕于照护对象头下，协助照护对象背对自己，侧卧于已铺好床单的一侧。松开床单，取出污染大单放在床尾。

同法铺好床单。

协助照护对象平卧。

(3) 换清洁被套。铺清洁被套于盖被上，打开被套尾端开口，从污染被套里取出棉胎

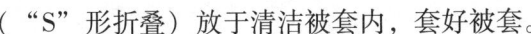

（"S"形折叠）放于清洁被套内，套好被套。

抽走脏被套。

（4）更换清洁枕套，将枕头拍松整理平整。

步骤3　操作后处理

（1）移回床旁桌椅。酌情支起床头、床尾支架，协助照护对象取舒适卧位。

（2）开窗通风换气。

（3）照护人员整理用物，洗手。

模块二 基础照护

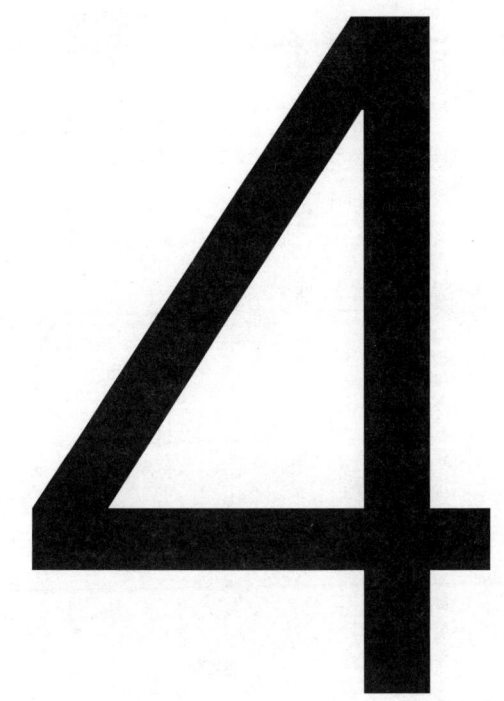

第4章

生活照护

第1节	清洁照护	/40
第2节	饮食照护	/57
第3节	排泄照护	/66
第4节	睡眠照护	/73

健康照护

第 1 节　清 洁 照 护

学习目标

- 熟悉头发清洁、皮肤清洁、口腔清洁、会阴部清洁的目的
- 掌握床上梳头、洗发方法
- 掌握床上擦浴方法
- 掌握口腔清洁方法
- 掌握会阴部清洁方法
- 掌握为行动不便的照护对象更衣的方法
- 了解晨、晚间照护的概念

知识要求

　　清洁是健康科学的组成部分，也是健康照护中最基本、最重要的一环。在日常生活中，大部分照护对象都能满足自己清洁方面的需要。但由于患病，自我照顾能力降低，有些照护对象往往无法满足自己清洁的需要，尤其是危重或生活不能自理的照护对象。机体的清洁、舒适有利于人体新陈代谢产物的排泄，能预防感染，减少并发症的发生，从而提高照护对象的生活质量，促进其康复。因此，健康照护人员做好清洁照护尤为重要。

　　照护对象的清洁卫生照护方法包括对头发、皮肤、口腔、会阴部的清洁，协助行动不便的照护对象更衣等。

一、头面部清洁

　　头面部是人体皮脂腺分布最多的部位。皮脂、汗液伴随灰尘常附于毛发、头皮中形成污垢。不洁的头发除散发难闻气味外，还可引起脱发和其他皮肤疾患。经常梳理和清洗头发，可以促进毛囊的血液循环，增进上皮细胞的营养，促进头发生长，预防感染。整洁的外观对照护对象的自尊和身心健康能起重要的正面影响。

二、身体清洁

　　皮肤是抵御外界有害物质侵入的第一道屏障，长期卧床照护对象，由于疾病的影响，

生活自理能力差，汗液中的盐分及含氮物质常存留在皮肤上，和皮脂、皮屑、灰尘、细菌结合粘于皮肤表面，刺激皮肤使其抵抗力降低，导致各种感染。因此，健康照护人员应加强卧床照护对象的皮肤护理，同时定期修剪照护对象过长的指、趾甲，以保持身体的舒适与美观。

三、口腔清洁

口腔是病原微生物侵入人体的主要途径之一。因为口腔内的温度、湿度和食物残渣适宜微生物的生长繁殖。正常人的口腔内经常存有大量致病菌和非致病菌。当身体健康时，由于机体抵抗力强，饮水、进食、刷牙和漱口等活动，可对细菌起到一定的清洁作用，因此很少发病。当患病时，机体抵抗力降低，饮水、进食减少，为细菌在口腔内迅速繁殖创造了条件，常引起口腔的局部炎症、溃疡，导致其他并发症的发生。因此，口腔清洁非常重要。

口腔清洁的目的是使照护对象舒适，预防口腔感染等并发症，防止口臭、口垢，促进食欲，保持口腔正常功能。口腔黏膜和舌苔的变化以及特殊的口腔气味，能提供病情的动态信息。

口腔卫生指导包括照护对象每日晨起、晚上临睡前刷牙，餐后漱口；睡前不吃对牙齿有刺激性或腐蚀性的食物；减少食物中精制糖类的含量；口腔出现过度干燥时，鼓励其多饮水。

四、会阴部清洁

会阴部有许多孔道，致病菌常容易进入体内，各个孔道又彼此接近，容易发生交叉感染。会阴部温暖、潮湿，致病菌容易滋生。另外，会阴部皮肤表面阴毛生长较密，致病菌易繁殖，因此会阴部的清洁十分重要。健康照护人员协助照护对象进行会阴部清洁时还可以观察会阴部的异常情况并及时做出评估。

五、协助行动不便的照护对象更衣

协助照护对象穿衣服，能使照护对象着装整洁，冷暖适宜。

1. 穿脱套头衣服

（1）穿衣。两手同时穿上，或者先穿患侧，后穿健侧；再将衣服套上颈部，拉平衣服，或照护人员的手从衣袖口穿入，拉照护对象的手。

（2）脱衣。先脱靠近照护人员一侧或照护对象健侧，再脱另一侧或患侧，最后将衣服脱离颈部。

2. 穿脱开襟衣服

（1）穿衣。协助照护对象向一侧翻身，双手交叉放于胸前，将衣领及衣服摆在一侧，呈一字形放入照护对象腰际处，将照护对象翻身呈仰卧位，先穿远于照护人员一侧或照护对象患侧，再穿另一侧或健侧。

（2）脱衣。先脱靠近照护人员一侧或照护对象健侧，再脱另一侧或患侧。

3. 穿裤与脱裤

（1）穿裤。照护人员将两侧裤腿交叉套于一手上，先穿远离照护人员一侧或照护对象患侧裤管，后穿靠近照护人员一侧或健侧裤管拉住裤腰，提至照护对象臀部，抬高照护对象臀部，拉上，系好腰带或拉上拉链。

（2）脱裤。松腰带，抬高臀部，双侧同时向下拉。

六、晨晚间照护

1. 晨间照护

晨间照护要让照护对象以振奋的精神面貌迎接新的一天，并为照护对象创造一个整洁、舒适的环境。

（1）对于可以离床活动的照护对象

1）每天早上要将门窗开启一段时间，更换室内空气，冬季开窗时注意照护对象保暖。

2）鼓励照护对象自行完成刷牙、漱口、洗脸、梳头。

3）在照护对象下床活动时，照护人员可以整理床单及盖被。

（2）对于不能离床活动的照护对象

1）每天早上要将门窗开启一段时间，更换室内空气，冬季开窗时注意照护对象保暖。

2）为照护对象洗脸、洗手，对于大小便失禁的照护对象还要清洗会阴及擦浴。

3）为照护对象护理口腔和梳头。

4）为照护对象翻身，按摩背部及骨突出部，减少皮肤受压时间，预防压疮。

5）观察体征变化，如脉搏、体温、呼吸等。

6）整理床铺，清扫床单，拉平、铺好床单及盖被，必要时更换照护对象衣服。整理房间，物品归类摆放，使病房或卧室整洁、有序、美观。

2. 晚间照护

晚间照护可使照护对象清洁、舒适，利于睡眠。

（1）协助照护对象刷牙、进行口腔护理。

（2）协助照护对象洗脸、洗手、洗脚，为女照护对象冲洗外阴。

（3）协助照护对象翻身、按摩。

（4）为照护对象整理床铺，盖好盖被。

（5）熄灯或调节灯光，避免强光。

（6）对难以入睡的照护对象采取相应措施，促进睡眠。如让其饮用少量温牛奶、热水泡脚、适量服用药物。

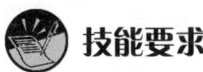

技能要求

床 上 梳 头

操作目的

1. 按摩头皮，促进头皮血液循环，增进上皮细胞的营养吸收，促进头发生长。

2. 除去脱落的头屑，使照护对象的头发清洁、易梳理。

3. 增加美感，使照护对象感觉舒适清爽，从而满足照护对象生理和心理的双重需要。

适应证

生活不能自理的照护对象，每日1~2次。

操作步骤

步骤1 操作前准备

（1）自身准备。服装整洁，头发整洁，鞋袜干净，外表端正大方，双手洗净。

（2）用物准备。治疗巾、梳子（照护对象自备）、30%乙醇、纸袋（放脱落头发）。

（3）做好解释，取得照护对象配合。

步骤2 为照护对象做床上梳头

（1）铺治疗巾于枕头上，协助照护对象把头转向一侧。

（2）将头发从中间梳向两边，左手握住一股头发，由发梢逐渐梳到发根。长发或遇有打结时，可将头发绕在食指上慢慢梳理，避免强行梳拉，造成照护对象疼痛。如果头发已纠结成团，可用30%乙醇湿润后，再小心梳顺。同法梳理另一边。

（3）长发酌情编辫或扎成束，将脱落头发包于纸中，撤出治疗巾。

步骤3 操作后处理

照护人员整理床位，清理用物，洗手。

注意事项

1. 照护对象可坐位、半坐卧位。

2. 梳发时尽量使用圆钝齿的梳子，以防损伤头皮。发质较粗或烫成卷发，可选用齿间较宽的梳子。

3. 避免过度梳拉，使照护对象感觉疼痛。

4. 长发编成辫，发辫不可扎得太紧，以免影响血液循环。

床 上 洗 发

床上洗发的种类见表4—1。

表4—1　　　　　　　　　　　　床上洗发的种类

种类	方法
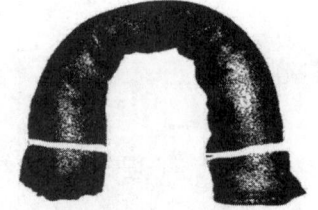 马蹄形法	用自制马蹄形垫或橡胶马蹄形垫，进行床上洗发
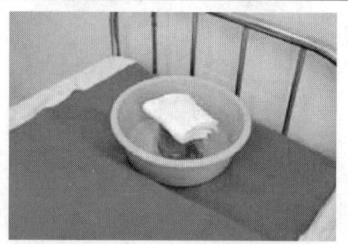 扣杯法	将搪瓷杯倒扣在面盆中，下垫毛巾。再拿一块毛巾四折后盖在杯上，使照护对象头部枕于毛巾上进行床上洗发
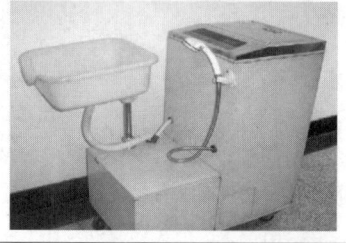 自动洗头车洗头法	操作简单、使用方便，适用于不同体位的照护对象
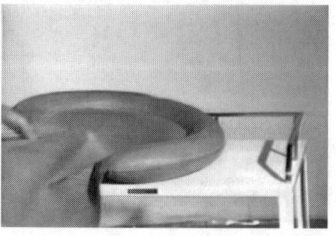 坐位洗头法	对于可以下床的照护对象还可以采用坐位洗头法，可坐于床边或椅子上，将水盆放于床上

操作目的

1. 保持头发整洁美观，使照护对象感到舒适，维护其自尊。
2. 去除头皮屑及污物，防止头发损伤，减少头发异味，减少感染的机会。
3. 刺激局部的血液循环，促进头发的新陈代谢。

适应证

生活不能自理的照护对象，每周1次。

操作步骤

步骤1　操作前准备

（1）自身准备。服装整洁，头发整洁，鞋袜干净，外表端正大方，双手洗净。

（2）用物准备。治疗车上备洗头槽，治疗盘内置一次性消毒垫、浴巾、毛巾（2条）、眼罩或纱布，夹子，棉球2只（以不吸水棉花为宜），洗发液，梳子，水壶（内盛40~45℃热水），水桶（接污水），电吹风。

（3）环境准备。室温以（24±2）℃为宜。

（4）做好解释，取得照护对象配合。

步骤2　为照护对象做床上洗发

（1）移开床旁桌，松开被尾，按需要给予便盆，拉对侧床栏。

（2）协助照护对象仰卧，枕头垫于肩下，垫一次性垫巾，浴巾于枕上，松开照护对象衣领向内反折，将毛巾围于颈部，以夹子固定。

（3）置洗头槽，使照护对象颈部枕于突起处，头部在槽中。槽形下部接污水桶。

（4）用棉球塞两耳，眼罩或纱布遮盖双眼或嘱咐照护对象闭上眼睛。

（5）倒水，用手腕测温，洗发，冲洗。注意观察照护对象全身情况。

（6）洗发完毕，解下颈部毛巾，包住头发，一手托头，一手撤去洗头槽。

（7）除去耳内棉球及眼罩，用第二块毛巾为照护对象洗脸、耳及颈部，擦去头发上的水。

（8）协助照护对象卧于床正中，将枕、一次性消毒垫及浴巾一起自肩下移至头部。

（9）用包头的毛巾揉搓头发，再用浴巾将头发擦干，后撤去，电吹风吹干。

（10）为照护对象梳发，脱落头发卷入垫巾，撤去垫巾。

步骤3　操作后处理

照护人员整理床位，清理用物，洗手。

注意事项

1. 要随时观察照护对象的变化，如面色、脉搏、呼吸有异常时，应停止操作。
2. 注意室温和水温，及时擦干头发，防止照护对象受凉。

3. 防止水流入眼及耳内,避免沾湿衣服和床单。衰弱照护对象不宜洗发。

剃　　须

操作目的

保持照护对象良好形象,增加其舒适感,预防或减少感染的发生。

适应证

不能自理的照护对象,每1~2天1次。

操作步骤

步骤1　操作前准备

(1) 自身准备。服装整洁,头发整洁,鞋袜干净,外表端正大方,双手洗净。

(2) 用物准备。脸盆、毛巾、刷子、肥皂、剃须刀、治疗巾。

(3) 照护人员戴口罩。携用物至照护对象床边,将脸盆和浴皂放于床旁椅上。做好解释,取得照护对象配合,并询问照护对象有无特殊的用物需求。

(4) 移动照护对象,放置治疗巾。照护人员戴手套,协助照护对象移近照护人员侧,并取舒适卧位,保持身体平衡。将衣领松开向内折,将治疗巾围于领下。

(5) 用中性肥皂为照护对象洗净脸部。用热毛巾捂照护对象胡须1~2分钟,或将软化胡须膏涂在胡须上,使胡须软化后,再涂上剃须膏或皂液,以方便刀锋对胡须的切割,同时也会减轻对皮肤的刺激。

步骤2　为照护对象剃须

剃须时应绷紧皮肤,以减少剃刀在皮肤上运行时的阻力,也可防止碰破皮肤。年纪大或者瘦弱的照护对象,皮肤易起皱褶,更要绷紧皮肤使之保持相对平滑和支撑力。剃须的顺序是从左至右,从上至下,先顺毛孔剃刮,再逆毛孔剃刮。不要毫无章法地乱剃。剃完后用热毛巾把泡沫擦净,再用温水清洗一遍,最后检查还有没有胡茬。

步骤3　操作后处理

(1) 协助照护对象取舒适卧位,整理床单位。

(2) 照护人员清理用物,洗手,摘口罩。

注意事项

(1) 照护人员在为照护对象剃须时,应运用人体力学原理,身体尽量靠近床边,保持良好的身体姿势,避免不适。

(2) 在剃须过程中,密切观察体征变化,如面色、脉搏、呼吸的改变,如果有异常,应停止操作。

（3）注意保护照护对象皮肤，避免刮伤。剃须后用热毛巾再敷上几分钟，根据需要选用须后水、润肤霜或护肤脂之类的保养品外搽。

（4）对于留须者注意修剪与保养。每天应认真地清洗胡须，以免尘埃及脏物污染胡须和其根部的皮肤。修剪胡须时可用一把细齿小木梳和一把弯头小剪，先将胡须梳顺，然后再剪掉翘起的胡子和长于胡型的胡子，使修剪后的胡须保持整齐的外形。

床 上 擦 浴

操作目的
1. 去除皮肤污垢，保持皮肤清洁，使人感到舒适。
2. 促进血液循环，增强皮肤排泄功能，预防皮肤感染和压疮等并发症。
3. 观察和了解照护对象的情况，满足其身心需要。

适应证
卧床、不能自行身体清洁的对象。

操作步骤

步骤1　操作前准备

（1）自身准备。服装整洁，头发整洁，鞋袜干净，外表端正大方，双手洗净。

（2）用物准备。脸盆2只，水桶2只（一桶盛热水，水温在50~52℃，并按照护对象年龄、季节、习惯，增减水温，另一桶盛污水用），毛巾2条，大毛巾，梳子、小剪刀，清洁衣裤，被服，水杯，吸管，沐浴露，湿巾，爽身粉。

（3）环境准备。室温以（24±2）℃为宜。

（4）做好解释，取得照护对象的配合。

步骤2　为照护对象做床上擦浴

（1）协助照护人员平卧，松开床尾盖被，按需要给予便盆。

（2）将脸盆放于床旁椅上，倒热水2/3满，用手腕测温，先用较湿的毛巾（见图4—1）洗眼（由内眦向外眦），再洗脸用"3"字法擦洗（依次擦洗一侧额部、颊部、鼻翼、人中、耳后、下颌，直至颈部及耳后）。

（3）为照护对象脱衣，先脱对侧（如肢体有伤痛应先脱健肢，后脱患肢，穿时则相反），脱下的衣服放于护理车下层。

（4）在擦洗部位下面铺浴巾，浴巾一半铺于照护对象身下，一半盖在照护对象上

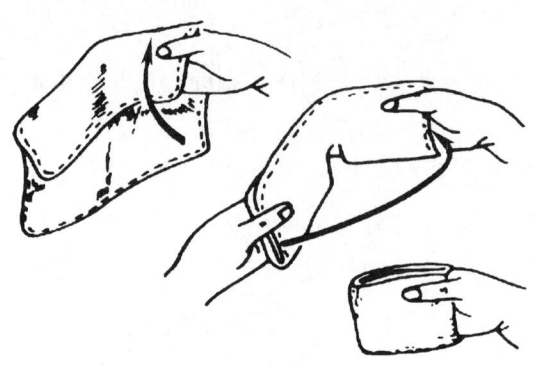

图 4—1　包小毛巾法

半身。

（5）按顺序擦洗双上肢，胸部、腹部，各部位先用涂沐浴露的小毛巾擦洗，再用湿毛巾擦去沐浴露，清洗毛巾后擦洗，最后用浴巾擦干。（口述换水）

（6）协助照护对象侧卧，擦洗背部及臀部，按摩骨突部位，穿上清洁上衣，协助照护对象仰卧。（口述换水）

（7）脱裤，使用温水加热的湿巾擦洗会阴。

（8）换水，换盆，盆下垫巾，洗净双足，擦干，穿好裤子，撤去大浴巾。

（9）按需要梳头，更换床单，必要时修剪指（趾）甲，照护对象置舒适体位。

步骤3　操作后处理

照护人员整理床单位，清理用物，洗手。

注意事项

1. 照护人员在操作过程中应该注意节力原则，注意保暖。

2. 勿用浴皂清洗眼部周围。每擦洗一个部位，均应在其下垫浴巾，避免弄湿床单。

3. 擦净腋窝等皮肤褶皱处。擦洗时注意观察皮肤有无异常。

4. 一般在 15~30 分钟内完成擦浴。

5. 根据季节情况选择爽身粉和润肤剂。

6. 观察照护对象的变化，如果出现打寒战、面色苍白、速脉等症状，应立即停止擦洗，并给予处理。

沐浴（淋浴）

操作目的

去除皮肤污垢，保持皮肤清洁，使人感到舒适。

适应证

不能自己沐浴的照护对象。

操作步骤

步骤1　操作前准备

(1) 自身准备。服装整洁，头发整洁，鞋袜干净，外表端正大方，双手洗净。

(2) 用物准备。干净衣物，毛巾，吹风机，必要时准备洗浴椅。

(3) 做好解释，取得照护对象的配合。

步骤2　协助照护对象淋浴

(1) 调节水温，保持喷头水温在40℃左右。

(2) 根据照护对象的身体状况，选择站立或坐在洗浴椅上进行淋浴。

(3) 淋浴的顺序是头发、两侧上肢、胸部、腹部、背臀部、双腿、会阴、双脚。洗净后快速用毛巾擦干照护对象的身体，帮助照护对象换好衣服，带领照护对象回到床上或床边。

(4) 吹干并梳理头发，整理床被，协助照护对象盖被休息。

步骤3　操作后处理

照护人员整理清洗用物，洗手。

注意事项

1. 根据照护对象的具体情况选择合适的沐浴方法。一般全身情况好的照护对象，选择淋浴或盆浴，妊娠7个月以上的照护对象禁用盆浴。

2. 调节室温至22~24℃，水温可按照护对象的习惯调节，一般为41~46℃，注意防止烫伤。

3. 浴室门外可挂指示牌，不可锁门。

4. 照护人员应控制洗浴时间，一般不超过20分钟。

5. 室内应有防滑装置，年老体弱的照护对象应有专人陪护，防止照护对象受凉、晕厥或烫伤、滑跌等意外情况发生。

6. 沐浴之前告知照护对象，若感到虚弱无力或眩晕及时呼叫帮忙。

修剪指（趾）甲

操作目的

保持舒适与美观。

适应证

生活不能自理的照护对象。

操作步骤

步骤1　操作前准备

（1）自身准备。服装整洁，头发整洁，鞋袜干净，外表端正大方，双手洗净。

（2）用物准备。指甲钳，毛巾或纸巾，水盆，温水（38~40℃），指甲锉（必要时）。

（3）做好解释，取得照护对象的配合。

步骤2　协助照护对象修剪指（趾）甲

（1）温水浸泡指甲5~10分钟或沐浴后，在手或足下垫毛（纸）巾。

（2）修剪手指甲时沿手指甲弧度（圆剪）。修剪脚趾甲时先剪中间再修两头（平剪），先剪手后剪脚。

（3）修剪完毕用毛（纸）巾包裹指甲碎屑丢掉。

步骤3　操作后处理

照护人员清理用物，洗手。

注意事项

1. 修剪指、趾甲时，应注意指、趾甲的长度，切不可修剪得过短，否则容易造成嵌甲。

2. 修剪后手、脚部皮肤可以涂抹护手霜或润肤油。

口腔清洁：漱口

操作目的

去除食物残渣，保持口腔清洁。

适应证

不能自行漱口的照护对象。

操作步骤

步骤1　操作前准备

（1）自身准备。服装整洁，头发整洁，鞋袜干净，外表端正大方，双手洗净。

（2）用物准备。治疗巾，弯盘，清水，漱口水。

（3）做好解释，取得照护对象的配合。

步骤2　为照护对象漱口

（1）协助照护对象侧卧，面向照护人员。

（2）取治疗巾（或毛巾），围于颈下，置弯盘（或碗）于口角旁。

（3）协助照护对象在饭后将清水含在口内，紧闭嘴唇，上下牙稍微张开，使得漱口水通过牙间隙轻轻加压，鼓动两腮，使清水在口腔内能充分与牙齿、牙龈接触，吐出漱口。

步骤3　操作后处理

照护人员清理用物，洗手。

注意事项

1. 对老年照护对象，漱口过程中更应加强观察。
2. 神志不清及昏迷的照护对象不可漱口，以免引起误吸。

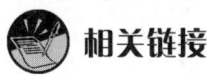 相关链接

选择合适的漱口水

一般漱口主要使用清水或盐水。在龋齿的预防以及牙龈炎、口腔溃疡的治疗中，可以选择含药物性的漱口水，详见表4—2。

表4—2　　　　　　　　　常用漱口溶液及用途

溶液名称	规格	用途
生理盐水		清洁口腔、预防感染
复方硼砂溶液（朵贝氏）		除臭、抑菌
过氧化氢溶液	1%~3%	抗菌除臭
硼酸溶液	2%~3%	防腐、抑菌
碳酸氢钠溶液	1%~4%	防霉菌感染
呋喃西林溶液	0.02%	清洁口腔，广谱抗菌
醋酸溶液	0.10%	防绿脓杆菌感染
甲硝唑溶液	0.08%	用于防厌氧菌感染

口腔清洁：刷牙

操作目的

去除食物残渣，保持口腔清洁。

适应证

不能自行刷牙的照护对象。

操作步骤

步骤1 操作前准备

(1) 自身准备。服装整洁,头发整洁,鞋袜干净,外表端正大方,双手洗净。

(2) 用物准备。治疗盘,漱口杯,吸管,治疗巾,弯盘,牙刷,牙膏。视口腔情况备药。

(3) 做好解释,取得照护对象的配合。

步骤2 为照护对象刷牙

(1) 协助照护对象侧卧或头偏向一侧,把毛巾围于颈下,弯盘置于口角旁。

(2) 协助照护对象用吸水管漱口,观察口腔(如有假牙,取下浸于清水中,先取上面义齿,后取下面义齿)。

(3) 选择质软的牙刷,将牙刷毛面轻轻放于牙齿及牙龈沟上,刷毛与牙齿成45°角,快速环形来回刷牙。每次只刷2~3颗牙,刷完一处,再刷相邻部位。前排牙齿的内面,可用牙刷毛面的顶端以环形方式刷洗。刷牙齿咬合面时,刷毛与牙齿平行来回刷。

1)正确的刷牙法(见图4—2)

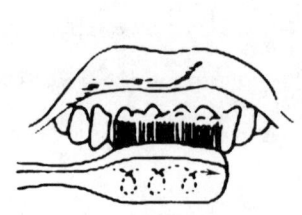 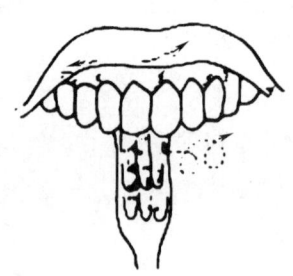

图4—2 正确的刷牙法

2)牙线剔牙法(见图4—3)

(4) 刷完牙后,嘱咐照护对象将舌头伸出,由里向外刷洗舌面。

(5) 再次漱口。口腔黏膜如果有溃疡,可用冰硼散、锡类散、西瓜霜等涂于溃疡处,口唇干裂可涂石蜡油。

步骤3 操作后处理

照护人员整理用物,清洁消毒后备用。

注意事项

1. 选择柔软、外形较小的牙刷,牙刷每3个月更换一次。

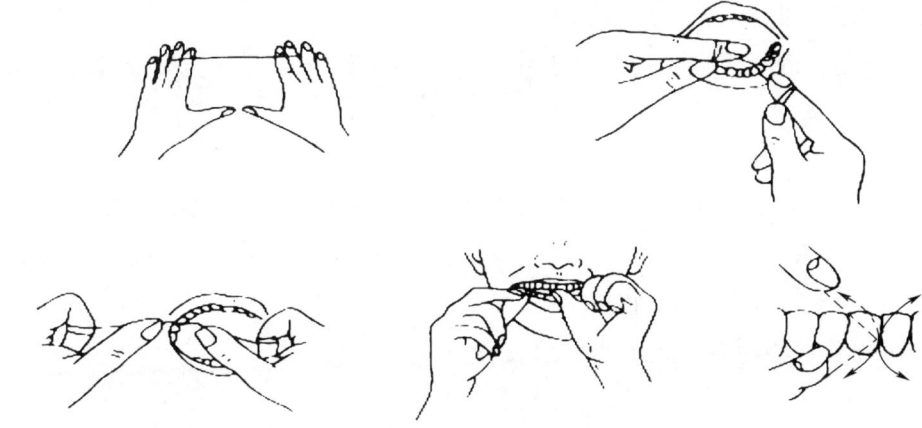

图4—3 牙线剔牙法

2. 牙膏应不具腐蚀性,以防损伤牙齿。
3. 刷牙时动作轻柔,避免损伤牙龈。
4. 与照护对象沟通,了解其卫生习惯,及时给予保健指导,指导照护对象养成早、晚及餐后刷牙的习惯,选择合适的牙刷及按摩齿龈的方法。

清 洁 义 齿

操作目的
去除义齿上的食物残渣,保持义齿清洁。

适应证
不能自己清洁义齿的照护对象。

操作步骤

步骤1 操作前准备
(1) 自身准备。服装整洁,头发整洁,鞋袜干净,外表端正大方,双手洗净。
(2) 用物准备。牙刷,冷水或市售义齿清洗液。
(3) 时间准备。清洁义齿应选择在睡前或夜间进行。
(4) 做好解释,取得照护对象的配合。

步骤2 为照护对象清洁义齿
(1) 用软毛牙刷蘸清洗液刷洗义齿各部位。
(2) 义齿放入杯中,在流动水下清洗,再用牙刷采用竖刷法将义齿清洗干净。义齿不用时放入冷水或市售义齿清洗液中浸泡备用。

步骤3　操作后处理

照护人员清理用物，洗手。

注意事项

1. 浸义齿的清水应每日更换，不要用热水消毒或浸在乙醇中，以免变形。

2. 照护对象残存的牙齿用海绵牙刷清洁，不要忘记牙龈、舌头、口腔内颚的清洁。

3. 每次餐后，应摘下义齿冲洗干净。

4. 义齿的黏膜接触面不要过度摩擦，以免损耗。

5. 为避免义齿压迫牙龈，入睡前应摘下义齿。

口腔护理

操作目的

去除食物残渣，保持口腔清洁。

适应证

禁食、高热、昏迷、鼻饲、术后及口腔疾患等照护对象。

操作步骤

详见本节口腔清洁（漱口和刷牙）。

注意事项

1. 擦洗时动作要轻，特别是对凝血功能差的照护对象，要防止碰伤黏膜及牙龈。

2. 昏迷照护对象禁漱口，擦洗使用血管钳夹紧棉球，棉球蘸漱口水不可过湿，以防照护对象将溶液吸入呼吸道。

3. 传染病照护对象的用物按隔离消毒原则处理。

4. 对长期应用抗生素的照护对象，应观察其口腔黏膜有无霉菌感染。

会阴部清洁

操作目的

1. 去除异味，预防和减少感染。

2. 防止皮肤破损，促进伤口愈合。

3. 保持照护对象舒适。

适应证

不能自己清洁会阴部的照护对象。

操作步骤

步骤1 操作前准备

（1）自身准备。服装整洁，头发整洁，鞋袜干净，外表端正大方，双手洗净。

（2）用物准备。治疗盘内备毛巾，浴巾，无菌大棉签，无菌溶液，垫巾，一次性手套，卫生纸等。治疗盘外备水壶（50~52℃的温水），便器，屏风。

（3）环境准备。关闭门窗、隔帘或屏风遮挡。

（4）做好解释，取得照护对象的配合。

步骤2 为照护对象做会阴部清洁

（1）协助照护对象取仰卧位，将盖被折于下腹部以下，将浴巾盖于照护对象胸部上腹部。

（2）脸盆内放入温水、毛巾，将脸盆、卫生纸放于方便取用处。

（3）照护人员戴一次性手套，协助照护对象暴露会阴部。

（4）为照护对象擦洗会阴部

1）男性照护对象会阴部护理

①将垫巾铺于臀部下方。

②将盖被折于膝盖上，清洗并擦干两侧大腿的上部。

③轻轻提起阴茎，由尿道口向外环形擦洗阴茎头部、冠状沟，清洁毛巾，反复擦洗直至擦净。

④擦洗阴茎体部。由上向下擦洗，应特别注意阴茎下面的皮肤。

⑤擦洗阴囊。小心托起阴囊，擦洗阴囊下面的皮肤褶皱处。

具体操作如图4—4所示。

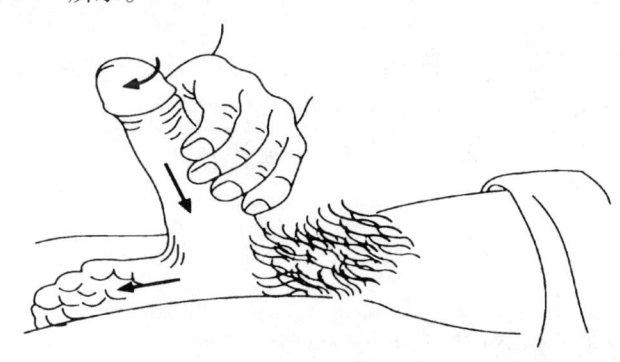

图4—4 男性照护对象会阴部清洁

2）女性照护对象会阴部护理

①协助取仰卧位，屈膝，两腿分开。

②将垫巾铺于臀部下方。

③将盖被折于膝盖上。

④擦洗大腿上部。

⑤擦洗尿道口和阴道口，顺序为：阴阜、大小阴唇、尿道口、阴道口、肛门。

⑥左手轻轻合上小阴唇，右手持擦洗物由前向后擦洗小阴唇外的黏膜部分。

⑦左手分开小阴唇，暴露尿道口和阴道口，右手由前向后轻轻擦洗尿道口、阴道口。最后擦至肛门。

具体操作如图4—5所示。

（5）会阴冲洗

1）放垫巾、便器于照护对象臀下。

2）照护人员一手持装有温水的水壶，一手持无菌大棉球，由前向后冲洗会阴部、肛门部，然后擦干。

3）撤去便器、垫巾。协助照护对象取舒适卧位。

（6）若有大小便失禁，可在肛门和会阴部位涂一层凡士林或氧化锌软膏。

（7）收回浴巾，盖好盖被，协助照护对象取侧卧位。

（8）照护人员脱手套，协助照护对象穿好衣裤，取舒适卧位。

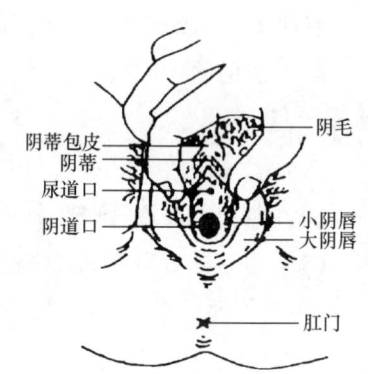

图4—5　女性照护对象会阴部清洁

步骤3　操作后处理

照护人员整理床单位，清理用物并分类处理，洗手。

注意事项

1. 注意保护隐私，照护时应该关闭门窗，予以遮挡，冬天注意保暖。

2. 进行会阴部清洁时，应首先清洁尿道口周围，最后清洁肛门。

3. 每擦洗一次，应更换毛巾的不同部位。如果用棉球擦洗，每擦洗一处均应更换棉球。

4. 擦洗时注意观察会阴部皮肤有无破溃，会阴部有无异味、瘙痒、肿胀及触痛，有异常应及时处理。

5. 如果照护对象有导尿管应注意保护导尿管，不使滑出。

第2节 饮食照护

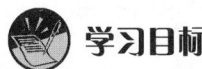
学习目标

- ➢ 熟悉基础饮食的特点及合理饮食的重要性
- ➢ 熟悉特殊人群的饮食照护
- ➢ 了解医院饮食照护
- ➢ 掌握协助照护对象进食的方法

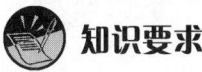
知识要求

一、基础饮食照护

1. 基础饮食的特点

基础饮食包括普通饮食、软质饮食、半流质饮食及流质饮食四种。基础饮食是医院中一切饮食的基本烹调形式,其他各种饮食均由这四种基础饮食衍变而来。

(1) 普通饮食

1) 适用对象:病情较轻、消化功能正常的照护对象。例如,在疾病恢复期,无发热、无腹泻的照护对象,产妇及不必限制饮食者。

2) 饮食原则:食物应易消化,无刺激性。

3) 用法:每日进餐 3 次,蛋白质 70～90 克,脂肪 60～70 克,碳水化合物 350～400 克。

普通饮食应注意食谱经常更换,烹调口味要适合照护对象口味。建立饭菜检查制度,对照护对象餐次时间做合理安排,还应注意饮食卫生,做到色、香、味俱全,温度适宜。

(2) 软质饮食

1) 适用对象:有轻微发热、消化不良、咀嚼不便的老幼照护对象和某些手术恢复期照护对象。

2) 饮食原则:以软烂无刺激易消化食物为主,如面条、烂饭。菜和肉应切碎煮烂。不用粗纤维的芹菜、韭菜等。肉类选用嫩的瘦猪肉、牛肉等。

3）用法：每日进餐3~4次，蛋白质70克，脂肪50~60克，碳水化合物300~350克。

（3）半流质饮食

1）适用对象：发热的照护对象，有口腔疾病、咀嚼困难的照护对象，有消化道疾病的照护对象，消化不良、腹泻的照护对象以及各种手术后的照护对象。

2）饮食原则：食物应细软，易于咀嚼和消化，无刺激性，膳食纤维素含量少，营养丰富。食物呈半流体、半固体状，如粥、面条、馄饨、蒸鸡蛋、肉末、豆腐、菜末及面包、蛋糕、饼干等。应少量多餐。

3）用法：每日进餐5~6次，蛋白质60克，脂肪50克，碳水化合物270克。

（4）流质饮食

1）适用对象：发高热的照护对象，口腔咽部病变、咀嚼困难的照护对象，手术后肠胃需要休息的照护对象，消化不良、腹泻的照护对象。

2）饮食原则：食物呈液体状，无渣，易于吞咽，消化，如奶类、豆浆、米汤、稀藕粉、肉汁、菜汁、果汁等。因所含热量及营养素不足，不宜长期食用。

3）用法：每日6~7次，每次100~300毫升，蛋白质约40克，脂肪25~30克，碳水化合物108克。

2. 合理饮食的重要性

人体为了维持生命和健康，保证正常的生长发育和活动，每日必须通过饮食摄入足够的营养物质。食物中能被人体消化、吸收和利用的成分称为营养素。

人体需要的七大营养素如图4—6所示，包括碳水化合物、蛋白质、脂肪、水、维生素和矿物质及膳食纤维。其中蛋白质、脂肪、碳水化合物为产热营养素。脂肪每克产热37.7千焦，蛋白质和碳水化合物每克产热16.7千焦。七大营养素是人体维持健康、维持生命活动的重要物质基础，营养素的摄入必须全面、平衡、适量，这样才能达到合理营养的要求。营养素的缺乏会损害机体的免疫机能，使人容易遭受感染，易患传染病；并会降低人的劳动生产能力，影响人体的功能状态而缩短人的自然寿命。

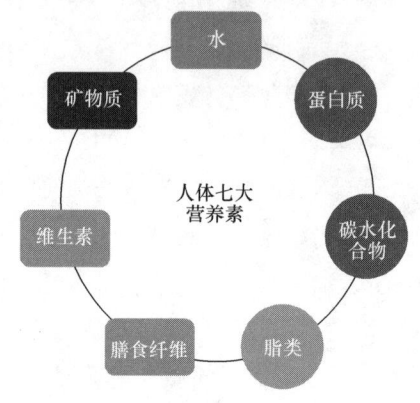

图4—6 人体需要的七大营养素

摄入的营养素不平衡可引起机体代谢紊乱而致病。例如，长期摄入高热量、高脂肪、高纯度的碳水化合物，同时缺乏其他某些营养素可引起动脉粥样硬化等心血管疾病。暴饮暴食、摄入的营养素过多也可诱发胰腺炎、胆囊炎、糖尿病及过度肥胖，这些都可直接或间接影响人体健康。

照护对象的生理状况十分复杂多变,其饮食营养也必须适应生理变化,否则不能使机体处于最健康的状态。所以应提倡平衡膳食,合理营养。尤其照护对象在患病时,合理饮食也可起到一定的治疗作用。

二、特殊人群的饮食照护

1. 儿童的饮食照护

婴幼儿、青少年生长发育速度快,食物的选择应按照营养全面丰富、易消化的原则,应充分考虑满足能量的需要,增加优质蛋白质的摄入,以保证儿童生长发育的需要。增加铁质的供应,以避免铁缺乏和缺铁性贫血的发生。鱼类脂肪有利于儿童的神经系统发育,可适当多选用鱼虾类食物,尤其是海鱼类。多吃蔬菜和水果。

幼儿饮食应专门单独加工,应将食物切碎煮烂,易于幼儿咀嚼、吞咽和消化,宜采用蒸、煮、炖、煨等烹调方式,不宜油炸、烤、烙。不宜给幼儿直接食用坚硬的食物、易误吸入气管的硬壳果类(如花生)、腌腊食品和油炸类食品。培养幼儿不挑食、不偏食的良好习惯。

2. 孕产妇的饮食照护

妊娠和产妇对营养素的需求量明显增多,保证充足的营养对孕产妇尤为重要。

在食物的种类和数量方面应加以适当搭配,组成平衡膳食。

(1)膳食清淡、适口,多摄入富含叶酸的食物或补充叶酸。

(2)常吃含铁丰富的食物。

(3)保证摄入加碘食盐,适当增加鱼、禽、蛋、瘦肉、海产品摄入量。

(4)适当增加奶类的摄入。

(5)戒烟,禁酒,少吃刺激性食物。

3. 老年人的饮食照护

(1)以清淡、酥软饮食为主,不宜吃太油腻、含脂肪和胆固醇高的食物,如动物内脏等。

(2)平衡膳食,各种营养素摄入要均衡全面,以满足老年人的基本能量需求,具体参照膳食宝塔(见图4—7)。

(3)老年人应每日每千克体重摄入30毫升的水。在大量排汗、腹泻、发热等状态下,还必须按实际情况增加。此外,老年人不应在感到口渴时才饮水,而应该有规律地主动饮水。

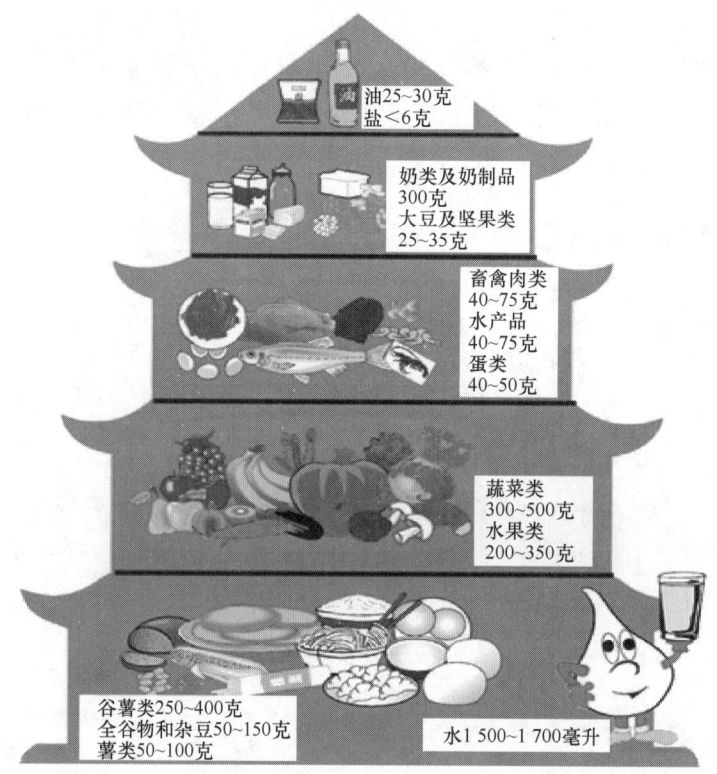

图4—7 膳食宝塔

三、医院饮食照护

根据不同的病情或照护对象的特点来搭配饮食，使饮食易于消化，易于吸收，并使照护对象得到合理营养，增强抵抗力，减轻患病器官的负担，防止并发症的发生，称作饮食治疗。饮食治疗是综合治疗中的一个组成部分。为适应不同的病情需要，医院饮食的种类可分为三种：基本饮食、治疗饮食和试验饮食。

1. 围手术期饮食

围手术期也称手术全期，指照护对象进入外科病房到照护对象手术后痊愈回家这段时期。根据时间的不同可分为手术前期和手术后期。围手术期各个阶段的饮食照护特点因其处于手术的不同阶段也有不同。

（1）手术前期。手术前应给予照护对象高蛋白、高营养素的饮食，使照护对象有较好的体质以保证手术的顺利进行，并促进照护对象康复。

1）要给照护对象高蛋白质、高维生素膳食。如果饮食中缺乏蛋白质，就会引起营养不良性水肿，对手术后伤口愈合及病情恢复不利。高蛋白饮食可以改善因某些疾病引起的蛋白质过度消耗，减少术后并发症，使照护对象尽快康复。

2）高热量、高碳水化合物饮食可供给足够的热能，减少蛋白质消耗，防止低血糖，还可以保护肝细胞免受麻醉剂损害。此外，还可增加照护对象机体抵抗力，增加热量，以弥补手术后因进食减少导致的热能不足。

3）对不同部位手术的照护对象也要有针对性地安排膳食，如为患肝、胆、胰肿瘤的照护对象安排低脂饮食，为患胃肠道肿瘤的照护对象安排少渣流质食物或半流质食物，以减少其胃肠道内残渣。

4）一般照护对象在手术前12小时应禁食，手术前4~6小时要禁水，以防止麻醉或手术过程中呕吐或并发吸入性肺炎，胃肠道内较多食物积存也将影响手术的顺利进行。

（2）手术后期。手术后采用特殊途径供给营养，如静脉高营养、肠内营养。待胃肠道功能恢复后，可以先给清流质食物或流质食物，逐步过渡到半流质食物。

1）原则上给予高蛋白质、高热量和高维生素的营养饮食，如牛羊肉和瘦肉、鸡肉、鱼、虾、鸡蛋、排骨及豆制品，可以给照护对象多喝牛奶、藕粉和鲜果汁，多吃新鲜的蔬菜水果。

2）对于年老体弱者，应适当延长吃流质、半流质食物的时间，以利消化。

3）患各类不同疾病的照护对象手术后饮食特点

①非胸腹部手术的照护对象，一般在麻醉清醒后6小时进食，可最先给冷流质食物，次日给流质食物，第三天改为半流质食物。口腔部位肿瘤手术后要酌情允许进食，以半流质食物和软食物为好；饮食要营养充足，食物细、软、烂，如牛奶、酸奶、豆浆、豆腐脑、藕粉、面糊、菜泥、肉泥等，忌硬食物或辛辣刺激食物。

②胸腹部手术的照护对象在手术后3~4天排气，之后可为其安排少量清流质食物，再改为全流质食物。数天后改为少渣半流质食物，再经一段时间后过渡到软食物，适应后才能用普通膳食。

2. 常见患病照护对象的饮食照护

（1）糖尿病照护对象的饮食照护

1）控制总热能是糖尿病饮食的首要原则。摄入的热量能够维持正常体重或略低于理想水平为宜。

2）供给适量的碳水化合物。主张不要过严地控制碳水化合物，糖类应占总热能的60%左右，每日进食量可在250~300克，肥胖的照护对象进食量应在150~200克。谷类、乳、豆、蔬菜、水果等也含有一定数量的碳水化合物。

3）供给充足的食物纤维。食物纤维能够降低空腹血糖、餐后血糖以及改善糖耐量，饮食中应包含一些蔬菜、麦麸、豆类。

4）供给充足的蛋白质。乳、蛋、瘦肉、鱼、虾、豆制品含蛋白质较丰富。

5）控制脂肪摄入量。应限制富含饱和脂肪酸的脂肪，如牛油、羊油、猪油、奶油等动物性脂肪。花生、核桃、榛子、松子仁等脂肪含量也不低，也要适当控制。

6）供给充足的维生素和无机盐。粗粮、干豆类、蛋、动物内脏和绿叶蔬菜含维生素B族较多。新鲜蔬菜含维生素C较多，应注意补充。

7）糖尿病照护对象不宜饮酒。

（2）肾病照护对象的饮食照护

1）根据肾功能损害的程度限制蛋白质的摄入量。若肾损害不严重，食物中蛋白质不必严格限制；有氮质血症时，按病情限制蛋白质摄入量。

2）限制钠盐摄入。根据水肿及高血压程度限制钠盐摄入量，水肿及高血压同时存在，钠盐摄入量每天限制在3~4克。水肿严重者的钠盐摄入量每天限制在2克以内，或安排无盐膳食。血钾高时，忌用含钾高的蔬菜和水果。

3）保证热能供给，总能量约8 400~10 400千焦。

4）充分供给矿物质及维生素。长期大量蛋白尿使钙、磷缺失，导致骨质疏松，产生低钙血症，故必须注意钙、磷的补充。另外选择富含铁及维生素A、B、C的食物。

5）肾病照护对象忌用酒精类饮料和刺激性食物及罐头食品。

（3）心脑血管疾病照护对象的饮食特点

1）控制总热量，维持正常的体重。宜多吃粗粮，以增加纤维素、维生素的摄入量。单糖及双糖应适当控制，尤其是高脂血症和肥胖者更应注意。

2）适量的蛋白质。每日食物中蛋白质的含量以每公斤体重不超过1克为宜，应选用牛奶、酸奶、鱼类和豆制品，对防治冠心病有利。

3）限制脂肪。脂肪的摄入应限制在总热量的30%以下，以植物脂肪为主，适当吃些瘦肉、家禽、鱼类。

4）饮食宜清淡、低盐。对合并高血压者尤为重要，食盐的摄入量每天控制在5克以下。

5）要多吃一些保护性食品，如菇类和食用菌、海带、紫菜、海蜇、石花菜等。

6）供给充足的维生素、无机盐和微量元素。

7）心脑血管疾病照护对象应忌烟酒和高脂肪、高胆固醇食物。

四、协助照护对象进食

1. 进食前准备

（1）将床边的便器、污秽物撤走。

(2)开窗,通风,调节好室内温度,创造良好的用餐环境,以促进照护对象的食欲。

(3)协助行动不便的照护对象安置好舒适的卧位,协助其洗净双手,铺好餐巾,做好就餐准备。

(4)对不能下床者,安排坐位或半坐卧位,床上置小桌(跨床小桌)可放餐具,如图4—8所示。

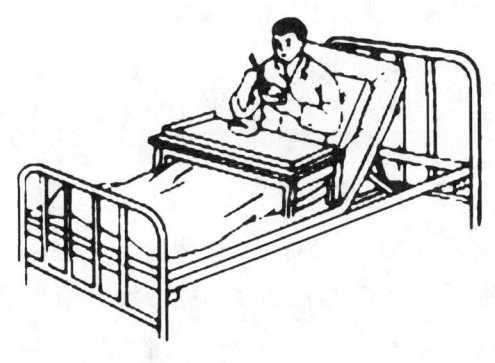

图4—8 跨床小桌

(5)安排不能活动的照护对象侧卧或仰卧头侧向一边,摇高床头,并给予适当的支托。

(6)照护人员洗净双手,校对好饮食种类,协助照护对象进食。

2. 喂食方法

(1)宜小口喂,每次盛1/3汤匙的食物,以便咀嚼和吞咽。对不能自行进食者,应耐心喂食。要根据照护对象对食物的喜好顺序和习惯行事,速度要适中,温度要适宜。喂食前要先估计食物的温度(可用手腕部感知盛食物的碗的温度),先喂适量的温开水以湿润口腔,再喂小口的固体,固态和液态食物应轮流喂。偏瘫者应将食物放在口腔健侧,便于咀嚼和吞咽。

(2)对双目失明或双眼被遮盖的照护对象,喂食前先告知喂食的内容,以增加进食的兴趣及促进消化液的分泌,尽可能根据照护对象饮食习惯行事。

(3)喂食后,取下照护对象胸前的干毛巾擦净面颊部,嘱咐照护对象安静休息30~60分钟,再恢复平卧位。

3. 协助照护对象进食的注意事项

(1)对卧床的照护对象,应使其头部转向一侧,以免食物呛入气管。

(2)态度和蔼不急躁,避免喂食速度过快,造成照护对象吞咽不便。

(3)进行适时的卫生宣教,加强与照护对象的沟通,建立良好的护患关系。

（4）喂食后必须清洁口腔，婴幼儿可喂少量温开水，成年照护对象可用温开水或漱口水清洁口腔。

（5）及时整理床位，清理环境。

4. 协助进食时异常情况的预防

（1）恶心呕吐

1）原因：照护对象的胃肠功能低下、胃肠蠕动缓慢，而照护人员喂食的速度过快或喂食过量。

2）预防：喂食采用坐位或半坐卧位。每次喂食量不宜过多。宜少量多餐，喂食速度不宜过快。

（2）误吸

1）原因：照护对象有吞咽障碍，照护人员喂食的速度过快或喂食体位不正确。

2）预防：喂食前应充分评估照护对象的病情、体力、咳嗽反射、咀嚼吞咽功能、意识状态等，根据病情选择进食途径，选择经口或插胃管进行鼻饲。喂食时量不宜过多，速度不宜过快。喂食后应给予照护对象充分的咀嚼时间，观察食物被吞咽后再可以喂食下一口。喂食采取的体位应是照护对象半卧位或床头抬高30°～45°，并嘱咐照护对象进食时不要说话。对吞咽功能差的照护对象应喂食便于吞咽如糊状食物、爽滑软的食物、浓流质、稀流质、烂饭、软饭等，避免误吸。

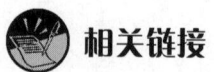 相关链接

治 疗 饮 食

针对营养失调及疾病的情况而调整适当的饮食和营养需求量，以达到治疗目的，称为治疗饮食。

1. 高蛋白饮食

适用范围：患长期消耗性疾病（如结核病、伤寒等）、严重贫血、烧伤、患肾病综合征、大手术前后的照护对象，癌症晚期照护对象，孕妇、乳母等。

2. 低蛋白饮食

适用范围：患急性肾炎、尿毒症以及肝脏严重损害、肝性昏迷的照护对象。

3. 低脂肪饮食

适用范围：患冠心病、高脂血症、肝胆胰疾的照护对象和腹泻照护对象。

4. 少渣饮食

适用范围：患腹泻、肠炎、肛门肿瘤、伤寒、食管静脉曲张的照护对象，胃溃疡恢复期的照护对象及咽喉部、消化道手术后的照护对象。

5. 低胆固醇饮食

适用范围：患动脉硬化、高胆固醇血症、冠心病及肝胆疾病的照护对象。

6. 少盐饮食

适用范围：患急慢性肾炎、心脏病、肝硬化伴腹水重度高血压、先兆子痫等症的照护对象。

7. 无盐饮食

适用范围：在少盐饮食的适用范围内水肿较重的照护对象。

试验饮食

试验饮食是指在特定的时间内，通过对膳食内容的特殊调整，协助诊断疾病，是配合临床检查病因，明确诊断的一种辅助手段。

1. 胆囊造影检查饮食

适用于需要用X线或B型超声波进行胆囊与胆管形态与功能检查的照护对象。

2. 隐血试验饮食

适用于患胃癌、伤寒、胃和十二指肠疑有出血者及原因不明的贫血疑有消化道出血者。

3. 吸碘试验饮食

适用于甲状腺功能亢进和甲状腺机能减退症。协助同位素检查，以排除干扰明确诊断，检查后恢复原膳食。

鼻 饲 法

鼻饲法是将胃管经一侧鼻腔插入胃内，从管内注入流质食物、水和药物的方法。对不能由口进食者，可通过胃管供给营养丰富的流质，以保证照护对象能摄入足够蛋白质、热能与其他营养素。

1. 适应证

（1）不能经口进食者，如昏迷、有口腔疾患、口腔手术后、有吞咽和咀嚼困难的照护对象。

（2）拒绝进食的照护对象。

（3）早产儿及病情危重的照护对象。

2. 禁忌证

（1）患食管、胃底静脉曲张的照护对象。

（2）患食管癌和食道梗阻的照护对象。

3. 注意事项

（1）鼻饲管应妥善固定，末端用纱布包好，用别针固定在大单或衣领上，防止鼻饲管滑脱。

（2）每次鼻饲前应回抽胃液，确定胃管在胃内。

（3）注入食物的速度不宜过快，一次鼻饲量不超过 200 毫升，时间间隔不少于 2 小时。

（4）鼻饲液温度适宜，药物应研碎、溶解后注入，新鲜果汁与奶液应分别灌入，避免产生凝块。

（5）灌注前应排尽注射器的空气，防止空气进入造成腹胀。

（6）灌注结束后，嘱照护对象维持原卧位 30 分钟，以防呕吐。

（7）鼻饲过程中要观察照护对象的面色、神志，有并发症及时处理。

4. 鼻饲饮食的并发症及照护措施（见表 4—3）

表 4—3　　　　　　　　鼻饲饮食的并发症及照护措施

并发症	照护措施
误吸	鼻饲前检查导管的位置、有胃潴留情况应暂停注入。鼻饲时抬高床头 20°~30°，缓慢注入鼻饲液
鼻饲管堵塞	每次鼻饲前后应先注入少量温开水。温开水可以湿润管腔，防止食物黏附于管壁引起管道堵塞

第 3 节　排泄照护

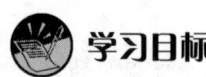 学习目标

➢ 熟悉正常排尿排便的观察

> 掌握异常排尿的观察和人员照护方法
> 掌握异常排便的观察和人员照护方法

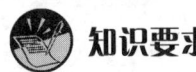知识要求

一、正常排尿排便的观察

1. 排尿的观察

正常情况下，排尿受意识支配，是无痛、无障碍、可自主随意进行的。正常尿液呈淡黄色、澄清。新鲜尿液有特异的气味，静置一段时间后，可分解出氨，故有氨臭味。成人一昼夜排出的尿量约 1 000~2 000 毫升。白天排尿 3~5 次，夜间 0~1 次，每次尿量约 200~400 毫升。饮水量、气候、个人生活习惯、运动及食用某些食物或药物等因素均可影响尿量和尿液的颜色。

2. 排便的观察

正常情况下，每日有 1~2 次柔软成形大便，呈黄褐色，平均每次 150~200 克。粪便的颜色因摄入食物和药物不同而发生变化属正常现象。例如，食用叶绿素丰富的蔬菜，粪便呈绿色；食用动物血、肝类食物或服用铁剂，粪便呈褐色；某些药物摄入后，大便会呈黑色。

二、异常排尿的观察及照护

1. 异常排尿的观察

（1）量

1）多尿：24 小时尿量超过 2 500 毫升，多见于糖尿病、尿崩症等。

2）少尿：24 小时尿量少于 400 毫升，多见于心、肾疾病和休克等。

3）无尿：24 小时尿量少于 100 毫升，多见于严重的心、肾疾病和休克等。

（2）颜色

1）红色（血尿）：多见于急性肾炎、泌尿道感染、结核、结石、肿瘤等。

2）深黄或红茶色：多见于肝炎。

3）乳白色浑浊尿（乳糜尿）：多见于丝虫病或泌尿系统有炎症而发生脓尿时。

（3）气味

1）氨臭味：新鲜尿即有氨臭味，提示泌尿道感染。

2）烂苹果味：提示尿液中含有丙酮，多见于糖尿病酮症酸中毒。

（4）膀胱刺激症。表现为每次尿量少，伴有尿频、尿急、尿痛。

2. 尿失禁对象的照护

尿失禁是指自己不能控制排尿，在无意识的状态下流出尿液。

（1）给予心理支持。尿失禁照护对象容易精神苦闷、忧郁、丧失自尊等，照护人员应尊重理解照护对象，并给予安慰和鼓励，使其树立恢复健康的信心从而积极配合治疗和照护。

（2）选用合适的尿失禁照护产品，如尿垫、尿裤、尿布等，避免排泄物接触皮肤。

（3）保持床铺、局部皮肤清洁干爽。及时更换照护对象尿湿的尿垫、尿裤、尿布等。对卧床照护对象要勤翻身，经常按摩其受压部位，每1~2小时一次，预防压疮的发生。

（4）接尿。对女性照护对象，可用女式尿壶紧贴外阴接取尿液。对男性照护对象，可置尿壶于外阴合适部位接取尿液，或采用阴茎套连接引流袋接尿，或用一次性食品薄膜袋系在阴茎上，达到一定尿液量时解下扔掉，既经济又方便。无论使用哪种方法，每天都要清洗阴茎、会阴部1~2次。

通过观察排尿反应，对慢性病或老年照护对象可每隔2~3小时给便器一次，有意识地控制排尿。对长期尿失禁留置导尿管持续导尿的照护对象，照护人员应定时放尿，避免尿液浸湿床褥，刺激皮肤发生压疮。

（5）多饮水，每日2 000~3 000毫升。多吃蔬菜及高纤维食物可预防泌尿道感染和便秘。

（6）适当使用一些皮肤保护剂，如爽身粉和各类油剂、膏剂。

（7）会阴肌的训练可以有效减少尿失禁的现象。

3. 尿潴留对象的照护

尿潴留是指膀胱内潴留大量尿液，不能自主排出。

（1）帮助排尿。对老年人或手术后不习惯卧位排尿的照护对象，在其身体状况允许条件下，可协助其坐起或到厕所排尿。用热水袋热敷或用手轻轻按摩照护对象的腹部，刺激膀胱肌肉收缩，可以促进排尿。让照护对象听流水声或用温水冲洗会阴，也能引起排尿反射。

上述方法无效时到医院行导尿术。

（2）导尿管护理

1）每天清洗会阴及尿道口1~2次。

2）保持引流管通畅，避免受压、扭曲、折断。集尿袋及引流管位置应低于膀胱水平，如图4—9所示，防止尿液返流，引起逆行感染。

3）无尿意时夹管阻断尿流，有尿意时打开夹子排尿，锻炼膀胱的反射功能，防止膀胱挛缩。

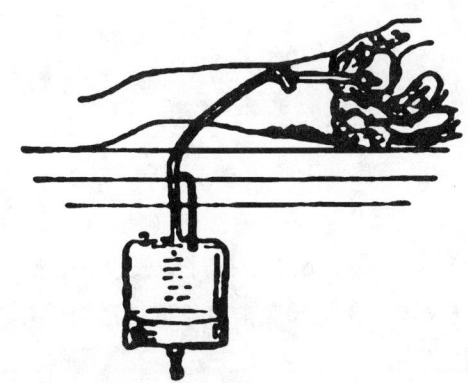

图4—9 留置导尿管

4）观察集尿袋尿液有无变红、浑浊、沉淀，有无尿管不通或尿道疼痛，如果有应及时到医院诊治。

5）保持床铺清洁、干爽，及时更换尿湿的裤子和被单。

6）条件允许时每日分次多饮水，总量2 000~3 000毫升，以利排尿，防止泌尿道结石和感染的发生。

三、异常排便的观察及照护

1. 异常排便的观察

（1）形状

1）消化不良或急性肠炎时，大便呈糊状或水样。

2）便秘时，粪便干结坚硬，有时呈栗子状。

3）直肠、肛门狭窄或部分肠梗阻时，粪便呈扁条状或带状。

（2）颜色

1）柏油样便见于上消化道出血。

2）暗红色便见于下消化道出血。

3）陶土色便见于胆道完全阻塞。

4）果酱样便见于阿米巴痢疾或肠套叠。

5）粪便表面鲜红色或排便后有鲜血滴出见于肛裂或痔疮出血。

（3）气味

1）酸臭味见于消化不良。

2）腐臭味见于直肠溃疡、肠癌。

3）腥臭味见于消化道出血。

（4）粪便混合物

1）粪便中混有大量黏液常见于肠炎。

2）伴有脓血常见于痢疾、直肠癌。

3）粪便中可见蛔虫、蛲虫等常见于肠道寄生虫病。

2. 便秘对象的照护

排便间隔时间延长 2~3 天，粪便干结，有时呈栗子状。照护人员应了解照护对象排便习惯、姿势、次数、间隔天数等，指导照护对象选择适当的排便时间，一般以早餐后最适宜，因这时胃、结肠反射最强。

（1）定时排便。每日同一时间坐便器（马桶）排便。

（2）饮食调节

1）排便前饮水或吃些食物，除禁水或限水者外，每日饮水 2 000~3 000 毫升，才能维持粪便的通畅。

2）进食有助排便的食物，如蜂蜜、核桃、芝麻、燕麦、薯类等。煎、炸、辛辣刺激食物少吃或不吃。

（3）运动或活动。照护人员要协助照护对象完成各项运动或活动。如指导照护对象进行基本的康复训练，鼓励照护对象尽量下床活动，自行洗脸、刷牙、上厕所等。

（4）手法按摩。用手掌沿结肠行走方向（见图 4—10）环形按摩 40~50 次。按摩时用双手食、中、无名指重叠，在腹部依结肠走行方向进行升结肠→横结肠→降结肠→乙状结肠的环形按摩，如图 4—11 所示，刺激肠蠕动，促进排便。

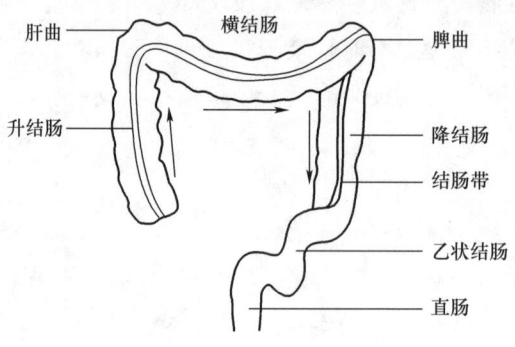

图 4—10 结肠示意图

3. 腹泻对象的照护

腹泻是指每天大便次数增加，排便次数频繁，粪便稀薄或含有黏液脓血，或者还含有不消化的食物及其他病理性内容物。

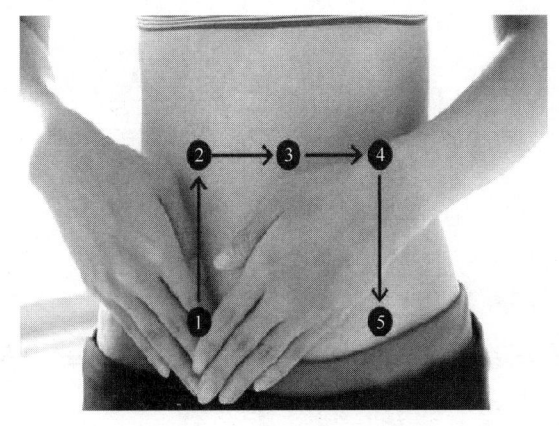

图4—11 腹部按摩方向

(1) 卧床休息。减少照护对象体力消耗，减少肠蠕动，注意腹部保暖。

(2) 急性期禁食。急性水泻期需暂时禁食，使肠道完全休息。必要时静脉输液，以防失水过多而脱水。

(3) 饮食照护

1) 不需禁食者，发病初宜给予清淡流质饮食，如果汁、米汤、薄面汤等，以咸为主。早期禁牛奶、蔗糖等易产气的流质饮食。有些照护对象对牛奶不适应，服牛奶后常加重腹泻。

2) 根据病情调整饮食。排便次数减少，症状缓解后改为低脂流质饮食，或低脂少渣、细软易消化的半流质饮食，如大米粥、藕粉、烂面条、面片等。

3) 补充维生素。注意补充复合维生素B和维生素C，可以喝鲜橘汁、果汁、番茄汁、菜汤等。

4) 饮食禁忌。禁酒，忌肥肉、坚硬及含粗纤维多的蔬菜、生冷瓜果、油脂多的点心及冷饮等。

(4) 肛周护理。每次便后用软纸轻擦，温水洗净，并在肛门周围涂油保护皮肤。

(5) 排便观察。观察粪便性质、颜色及腹泻次数并告知护理人员或医生。必要时保留标本送验。

4. 简易通便法

使用圆锥形或椭圆形的制剂，以利于插入肛门，使之在体温下溶化，刺激肠蠕动和排便，一般在肠内保留5~10分钟。常用的简易通便法有开塞露通便法、肥皂栓法和甘油栓法。

技能要求

开塞露通便法

操作步骤

步骤1　操作前准备

（1）自身准备。服装整洁，头发整洁，鞋袜干净，外表端正大方，双手洗净。

（2）用物准备。开塞露1支，剪刀，一次性手套，纸巾。

（3）做好解释，取得照护对象配合。

步骤2　为照护对象做开塞露通便

（1）协助照护对象取屈膝侧卧位，充分暴露肛门。

（2）将开塞露顶端用剪刀剪开。

（3）照护人员戴一次性手套，手持开塞露，嘱咐照护对象深呼吸、放松。

（4）照护人员左手垫纸巾分开臀裂，右手持开塞露，先挤出少许药液起润滑作用，再缓缓地将其瓶颈部插入肛门，挤出瓶内药液入直肠，再将其缓缓退出体外。

（5）药物尽可能在体内保留5~10分钟，促进其排便。

步骤3　操作后处理

照护人员将手套翻转取下，整理用物，洗手。

注意事项

1. 开塞露剪开处要保持光滑，以免划伤直肠黏膜。

2. 操作过程中询问照护对象有无不适感。

人工取便法

操作步骤

步骤1　操作前准备

（1）自身准备。服装整洁，头发整洁，鞋袜干净，外表端正大方，双手洗净。

（2）用物准备。一次性手套，纸巾，橡胶单，温水，毛巾，便盆。

（3）做好解释，取得照护对象配合。

步骤2　为照护对象做人工取便

（1）协助照护对象取右侧卧位，臀下垫橡胶单及纸巾。

（2）照护人员戴一次性手套，食指涂植物油或肥皂液，嘱咐照护对象深呼吸，食指在肛门处轻轻按摩再插入肛门。

（3）慢慢将粪便掏出，放于便盆内。

（4）取便完毕，擦净肛门周围，再用温水清洗，取舒适体位。

步骤3　操作后处理

照护人员将手套翻转取下，整理床单位，清理用物，洗手。

注意事项

1. 不要损伤肛门及肠黏膜，照护对象若有出血和身体不适，要立即停止。

2. 便块出来时会伴随疼痛，故不要强行操作，应边操作边按摩腹部，使大便顺利从直肠排出。

第4节　睡眠照护

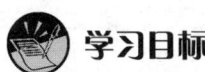

- 熟悉常见的睡眠障碍及影响睡眠的因素
- 掌握促进睡眠的方法
- 掌握睡眠障碍对象的照护方法

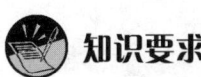

一、睡眠的评估

1. 正常的睡眠

睡眠是一种休息形式，睡眠与觉醒是维持生命活动所必需的生理现象，关系到人的健康和寿命的长短。人在不同阶段需要的睡眠时间不同。成年人每天需要的睡眠时间一般为6~8小时。

2. 常见的睡眠障碍

睡眠障碍是指睡眠量不正常以及睡眠中出现异常行为的表现，也是睡眠和觉醒正常节律性交替紊乱的表现，可由多种因素引起，常与躯体疾病有关。

（1）睡眠量过多。如因各种脑部疾病、内分泌障碍、代谢异常引起的嗜睡状态或昏睡，以及因脑部病变所引起的发作性睡病。这种睡病表现为经常出现短时间（一般不到15分钟）不可抗拒性的睡眠发作，往往伴有摔倒、睡眠瘫痪和入睡前幻觉等症状。

（2）睡眠量不足。即失眠，整夜睡眠时间少于5小时，表现为入睡困难、浅睡、易醒或早醒等。失眠是最常见的睡眠障碍。

（3）睡眠中的发作性异常。在睡眠中出现一些异常行为，如梦游症、梦呓（说梦话）、夜惊（在睡眠中突然骚动、惊叫、心跳加快、呼吸急促、全身出汗、定向错乱或出现幻觉）、梦魇（做噩梦）、磨牙、不自主笑、肌肉或肢体不自主跳动等。

3. 影响睡眠因素

（1）生理因素。随着年龄的增长，正常老年照护对象实际睡眠比年轻照护对象少，而且缺乏深睡眠，夜间入睡潜伏期延长，且多次醒转，再入睡缓慢。老年照护对象由于身体器官衰老，易发生各种疾病，疾病导致身体疼痛、瘙痒、呼吸不畅、心悸等，间接影响睡眠。

（2）心理因素。生活、工作中的各种矛盾和困难所造成的焦虑、抑郁、难过、紧张、激动、愤怒或思虑过多均可导致失眠多梦。

（3）药物因素。饮酒、药物滥用、药物依赖及戒断症状均可导致失眠多梦。常见的药物有兴奋剂、镇静剂、甲状腺素、避孕药、抗心律失常药等。

（4）环境因素。睡眠环境的突然改变也可能影响照护对象的睡眠。

二、促进睡眠的方法

1. 制订日常活动计划

鼓励照护对象坚持参加力所能及的活动，无法自行活动的，要进行被动活动。增加白天的活动，限制白天睡眠时间。

2. 养成良好的睡眠习惯

（1）按时睡眠。尽量让照护对象保持规律的作息，每天熄灯睡觉和起床时间相对固定。

（2）中午小睡。午饭后应小睡一会儿，一般以半小时至1小时为宜。

（3）保持正确的睡眠姿势。枕头高度要适宜，以能保持头和脊柱在一条直线上为宜。可以自行翻身活动的照护对象睡眠姿势以右侧卧位为最好。

3. 调整室内环境

创造安静、舒适的睡眠环境，温度适宜，空气流通，避免强光。床铺以硬板床上铺较厚的床褥为佳，贴身的床单和被套尽量选用舒适透气的纯棉织物。

此外，可以通过睡前用热水泡脚、按摩足底、饮牛奶等方法，促进睡眠。

临睡前注意避免各种刺激因素。午后不再饮用浓茶和咖啡，睡前2小时内注意避免进

食、饮水和剧烈活动，以免夜尿和过饱而影响睡眠，也不要谈论容易引起照护对象情绪波动的事情。

三、睡眠障碍对象的照护

1. 寻找原因：如果是因为环境习惯的改变，可适当服用安眠药；如果是因为心理压力、情绪不稳，应采用松弛疗法，以摆脱困境，消除紧张、焦虑情绪，恢复正常睡眠。
2. 创造良好的睡眠环境。
3. 建立良好的睡眠习惯。
4. 做好晚间照护。
5. 合理使用药物。

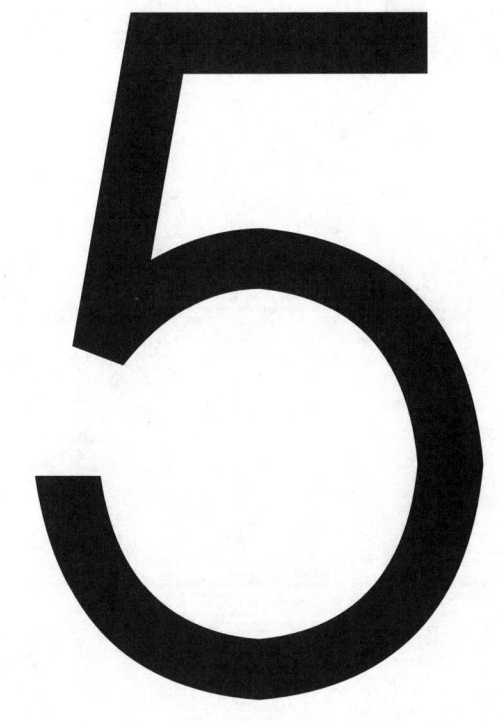

第 5 章

健康状况观察

第 1 节	呼吸的观察	/78
第 2 节	脉搏测量	/82
第 3 节	体温测量	/84
第 4 节	血压测量	/90
第 5 节	皮肤观察与压疮预防	/93

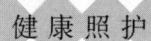

第1节 呼吸的观察

  学习目标

- 了解呼吸的定义
- 掌握呼吸的正常值和生理变化
- 掌握呼吸的测量方法
- 掌握异常呼吸的观察和人员照护方法

  知识要求

一、呼吸的定义

呼吸是指机体在新陈代谢过程中，不断地从外界吸取氧气、排出二氧化碳的过程，即机体和环境之间的气体交换。呼吸的全过程有三个组成部分，即外呼吸、气体在血液中的运输和内呼吸。呼吸运动是外呼吸的一种综合表现，包括吸气与呼气两个过程。

二、呼吸正常值

正常成人呼吸为每分钟16~20次，每呼吸1次，脉搏跳动4次。

三、呼吸生理变化

呼吸的快慢由年龄、性别、活动、情绪等多种因素决定。一般幼儿比成年人快，成年人比老年人快，同龄女性比男性稍快，活动和情绪激动时增快，休息和睡眠时较慢。

四、异常呼吸的观察

疾病、毒物或药物的影响，可使呼吸的频率、节律和深浅度发生变化。

1. 频率异常

（1）呼吸增快。呼吸频率增快，成人每分钟超过24次，称呼吸增快或气促，见于高热、缺氧的照护对象。因血液中二氧化碳积聚，血氧不足，可刺激呼吸中枢，使呼吸加快。发热时体温每升高 1℃，呼吸每分钟增加约 4 次。

（2）呼吸减慢。呼吸频率减少，成人每分钟少于 10 次，称呼吸减慢，见于患颅内疾病、安眠药中毒的照护对象。这是由于呼吸中枢受抑制所致。

2. 节律异常

（1）潮式呼吸。潮式呼吸是一种周期性的呼吸异常，开始呼吸浅慢，以后逐渐加快加深，达高潮后，又逐渐变浅变慢，而后呼吸暂停数秒（约 5~30 秒）后，再次出现上述状态的呼吸，如此周而复始，其呼吸运动呈潮水涨落般的状态，故称潮式呼吸，如图 5—1 所示。见于脑溢血、颅内压增高的照护对象。

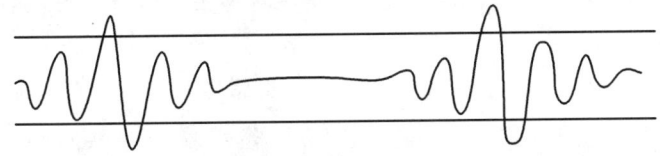

图 5—1　潮式呼吸

（2）间断呼吸。间断呼吸表现为呼吸和呼吸暂停现象交替出现。在有规律的呼吸几次后，突然暂停呼吸，周期长短不同，随后又开始呼吸，如此反复交替出现，如图 5—2 所示。间断呼吸比潮式呼吸更为严重，多在呼吸停止前出现，见于颅内病变、呼吸中枢衰竭的照护对象。

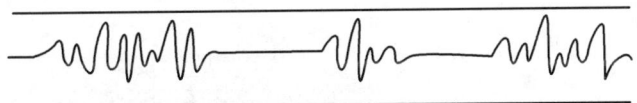

图 5—2　间断呼吸

3. 深浅度异常

（1）深长呼吸。深长呼吸是一种深而规则的大呼吸，如图 5—3 所示，见于尿毒症、糖尿病等引起的代谢性酸中毒的照护对象。

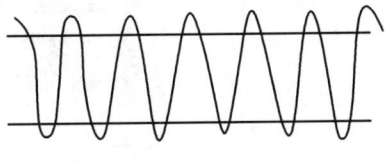

图 5—3　深长呼吸

（2）浮浅呼吸。若呼吸浅而快，见于胸壁疾病或外伤。若呼吸表浅不规则，有时呈叹息样呼吸，见于濒死的照护对象。

4. 音响异常

（1）蝉鸣样呼吸是吸气时的一种高音调的音响，多由于声带附近阻塞，空气进入困难所致，常见于喉头水肿、痉挛、喉头有异物的照护对象。

（2）鼾声呼吸是由于气管或支气管有较多的分泌物蓄积使呼气时发出粗糙的鼾声，多见于深昏迷的照护对象。

5. 呼吸困难

照护对象主观上感到空气不足，呼吸费力。客观上可见呼吸用力，张口抬肩，鼻翼扇动。辅助呼吸肌也参加呼吸运动，呼吸频率、深度节律也有改变，可出现发绀。根据表现临床上可分为：

（1）吸气性呼吸困难。吸气费力，吸气时间明显长于呼气时间，辅助呼吸肌收缩增强，出现三凹征（胸骨上窝、锁骨上窝、肋间隙凹陷），见于喉头水肿、喉头有异物的照护对象。

（2）呼气性呼吸困难。呼气费力，呼气时间明显长于吸气时间，多见于患支气管哮喘、肺气肿的照护对象。

（3）混合性呼吸困难。吸气和呼气均费力，呼吸的频率增加而表浅，多见于肺部感染和肺水肿、胸膜炎、气胸、心功能不全的照护对象。

五、异常呼吸的照护

1. 休息

呼吸困难严重时，照护对象的能量消耗很大，卧床休息可减轻氧和能量的消耗，有利于减轻缺氧程度。

2. 卧位

照护对象如果用半坐卧位或端坐卧位可使横隔下降，肺容量增加，有利于改善通气功能。

3. 保持呼吸道通畅

肺部感染会引起气道分泌物增多，不易排出。定时为照护对象翻身、拍背，鼓励照护对象有效咳嗽，有利于痰液咳出，保持呼吸通畅，缓解呼吸困难。

4. 氧疗照护

固定鼻导管，防止脱落。做好鼻腔清洁，保持鼻导管通畅，鼻导管每日更换 2 次。

5. 口腔照护

保持口腔清洁湿润。

6. 适量饮水

每日适量饮水。在不影响心功能情况下，适量的水分摄入可稀释痰液。进食、进水时动作宜慢，以防诱发呼吸困难。

7. 生活照护

为减少呼吸困难的照护对象的耗氧量，应协助做好晨晚间照护，协助其三餐饮食和排便、排尿。

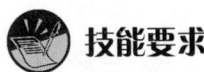 技能要求

正确测量呼吸

操作步骤

步骤1 操作前准备

（1）自身准备。服装整洁，头发整洁，鞋袜干净，外表端正大方，双手洗净。

（2）用物准备。治疗盘、记录单、带秒针表、笔。

（3）核对照护对象姓名、床号，做好解释，取得照护对象配合。

步骤2 为照护对象测量呼吸

（1）诊脉搏后，仍保持诊脉姿势，转移照护对象注意力。

（2）观察照护对象胸部和腹部的起伏，一呼一吸为1次。

（3）测量呼吸时间1分钟。

（4）危重照护对象呼吸微弱不易观察时，用少许棉花置于照护对象鼻孔前，观察棉花被吹动的次数，1分钟后记数。

（5）正确读数，记录。

步骤3 操作后处理

照护人员清理用物，洗手。

注意事项

1. 要在照护对象安静、情绪稳定情况下测量呼吸。

2. 诊脉后不松手，保证呼吸正确性。

3. 在测量呼吸次数的同时，应注意观察呼吸的节律、深浅度及气味等变化。

第2节 脉搏测量

学习目标

- 了解脉搏的定义
- 熟悉脉搏的正常值和生理变化
- 掌握脉搏的测量方法
- 了解异常脉搏的观察和人员照护方法

知识要求

一、脉搏的定义

动脉有节律的搏动称为脉搏。由于心脏周期性活动,使动脉内压和容积发生节律变化,这种变化以波浪形式沿动脉壁向外周传播形成脉搏。在浅表动脉上可摸到动脉搏动。

二、正常脉搏值

每分钟脉搏的次数,成人为每分钟60~100次。在正常情况下,脉率和心率是一致的,当脉率微弱难以测得时,应测心率。

三、脉搏生理变化

脉搏次数由年龄、性别、活动和情绪等多种因素而决定。一般幼儿比成人快,成人比老年人快,同年龄的女性较男性快,进食、运动和情绪激动时可暂时增快,休息和睡眠时较慢。

四、脉搏的测量部位

凡浅表靠近骨骼的大动脉均可用于诊脉,以桡动脉为主,其次为颞动脉、颈动脉、肱动脉、足背动脉等。

五、异常脉搏的观察

1. 频率异常

(1)脉搏增快。每分钟超过100次为速脉,常见于发热、贫血、心功能不全、休克及阵发性心动过速的照护对象。

（2）脉搏缓慢。每分钟少于60次为缓脉，常见于颅内压增高、房室传导阻滞的照护对象。

2. 节律异常

脉搏不规则，间隔时长时短，称节律异常。间歇脉是在正常均匀的脉搏中出现一次提前而较弱的脉搏，也称过早搏动。

3. 强弱异常

脉搏洪大，细弱及强弱交替出现等。

六、异常脉搏的照护

1. 健康教育

教育照护对象要情绪稳定、戒烟限酒、饮食清淡易消化，勿用力排便，自我观察用药的不良反应，学会测量脉搏的方法。

2. 一般照护

（1）指导照护对象增加卧床休息时间，控制活动量，以减少氧的消耗。

（2）密切观察病情。观察脉搏的脉率、节律、强弱及动脉壁情况，观察用药后的不良反应。

（3）心理照护。有针对性地进行心理照护，以缓解照护对象的紧张恐惧情绪。

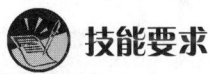

技能要求

正确测量脉搏

操作步骤

步骤1 操作前准备

（1）自身准备。服装整洁，头发整洁，鞋袜干净，外表端正大方，双手洗净。

（2）用物准备。治疗盘，记录单，带秒针表，笔。

（3）核对照护对象姓名、床号，做好解释，取得照护对象配合。

步骤2 为照护对象测量脉搏

（1）询问照护对象20分钟前是否有剧烈运动。

（2）用食指、中指、无名指轻按桡动脉。

（3）一般照护对象计数半分钟，并将所测得数值乘2即为每分钟的脉搏数。异常脉搏

（如心血管疾病患者、危重照护对象等）应测1分钟。

（4）正确读数、记录。

步骤3 操作后处理

健康照护人员清理用物，洗手。

注意事项

1. 不可用拇指诊脉，因拇指小动脉搏动较强，易与照护对象的脉搏相混淆。

2. 为偏瘫照护对象测脉，应选择健侧肢体。

3. 测脉搏时发现异常须及时与医生或护理人员联系，或及时到医院就诊。

第3节 体温测量

 学习目标

了解体温的定义

掌握体温的正常值和生理变化

掌握体温的测量方法

掌握异常体温对象的照护方法

掌握体温计的消毒方法

 知识要求

一、体温的定义

体温是指人体内部的温度。

二、正常体温值

人体正常体温在36~37℃，直肠温度高于口腔温度0.5℃，腋下温度低于口腔温度0.5℃。

三、体温的生理变化

正常体温24小时内随新陈代谢的情况而变动，在运动、进食后体温会稍升高，休息睡眠时体温稍降；清晨3~5时最低，午后5~7时最高。但升降幅度不大，一般不超过1℃。

四、常见体温计的分类

1. 水银体温计

水银体温计种类包括口表和肛表，如图5—4所示。

（1）口表：盛水银的端较细长，可作口腔或腋下测量。

（2）肛表：盛水银一端呈圆柱形，用于直肠测温。

体温计的刻度范围为35~42℃，每1℃之间分成10小格，每一小格表示0.1℃，在相当于0.5℃和1℃的地方用较粗且长的线标示。在37℃处则染以红色。

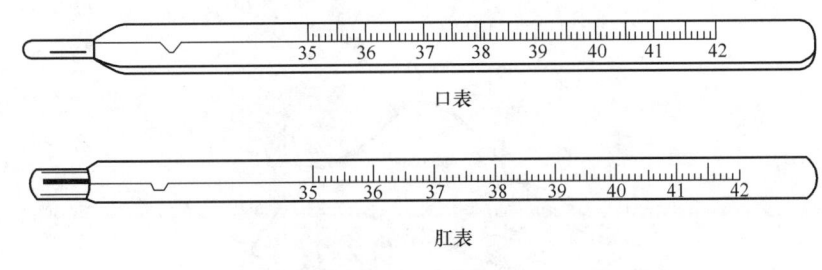

图5—4 水银体温计

2. 电子体温计

采用电子感温探头来测量温度，测得的温度直接由数字显示，读数直观，测温准确，灵敏度高。使用时只需将探头放入外套内，注意探头须插入外套顶端，置探头于照护对象的测量部位，即可读数字。

五、测量体温的方法

1. 口腔测温法（见图5—5）

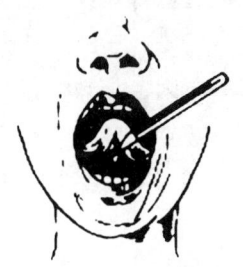 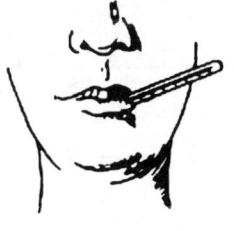

图5—5 口腔测温法

2. 腋下测量法（见图5—6）

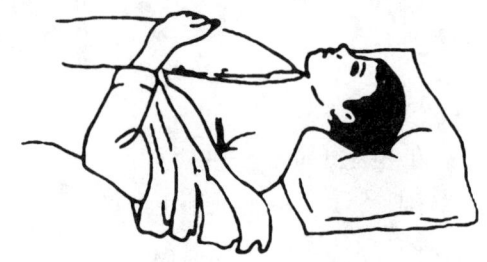

图5—6 腋下测温法

3. 直肠测温法（见图5—7）

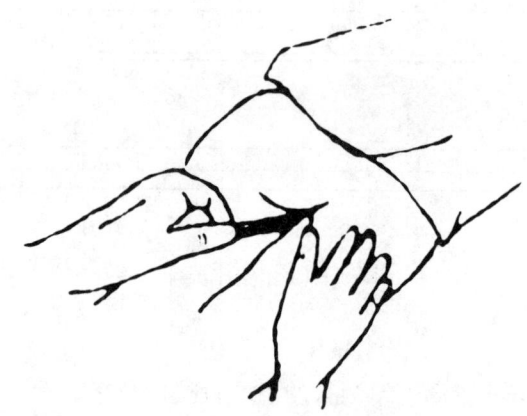

图5—7 直肠测温法

六、异常体温观察

疾病、药物与其他因素（高热或寒冷环境），使体温调节中枢功能受损时，产热和散热的平衡关系发生变化，会出现异常体温。体温过高或过低都是异常现象。

1. 体温过高

致热源作用于体温调节中枢或体温中枢功能障碍等原因，导致体温超出正常范围，称体温过高（发热）。发热分感染性与非感染性两大类，以前者多见。发热程度的划分以口腔温度为标准。低热为37.3~38.0℃，中度热为38.1~39.0℃，高热为39.1~41.0℃，超高热为41.0℃以上。

2. 体温过低

体温低于35℃称体温过低，常见于早产儿，年老久病的照护对象，休克、全身衰竭的重危照护对象和用退热药过量或对退热药较敏感的照护对象。

七、高热对象的照护方法

1. 降温

常采用如下的照护措施：

（1）物理降温法。利用物理原理达到散热目的，临床上有局部和全身两种方法。体温超过39℃，可用冰袋冷敷额部；体温超过39.5℃，可用乙醇擦浴、温水擦浴或作大动脉冷敷。

（2）药物降温法。按医嘱用解热剂使体温下降。在未明确发热原因时，不要轻易使用退热药。

2. 一般照护

（1）休息。高热时人体新陈代谢加快，消耗多而进食少，故体质虚弱。休息可使新陈代谢维持最低水平，减少能量消耗，有效防止病情的恶化。应安置舒适的体位让照护对象卧床休息，注意调节室温。

（2）口腔清洁。高热照护对象唾液分泌减少，口腔黏膜干燥，口腔内食物残渣有利于细菌繁殖，同时由于维生素的缺乏和机体抵抗能力下降，易引起口腔黏膜溃疡。应在晨起、餐后、睡前协助照护对象漱口，做好口腔清洁。

（3）皮肤照护。高热照护对象在退热过程中往往大量出汗，应随时擦干汗液，更换衣服和床单。

（4）饮食照护。高热时因胃肠蠕动减弱，消化液分泌减少，影响消化吸收，因此应给予高热量、高蛋白、高维生素、易消化的流质或半流质的饮食。高热时因呼吸加快，皮肤出汗增多，以致水分大量丧失，应鼓励照护对象多饮水，尤其是药物降温后，出现大汗淋漓，应及时喂水。对不能进食的照护对象，给予静脉输液或鼻饲，以补充水分、电解质和营养物质。

（5）加强观察。高热照护对象应每4小时测量一次体温，待体温恢复正常3天后，改为每日2次。观察照护对象饮水量、饮食摄取量、尿量及体重是否正常。防止照护对象因体温骤降，大量出汗而血压下降、虚脱。观察发热的伴随症状及其程度。

八、低温对象的照护方法

1. 保温

（1）提供合适的环境温度，维持室温在22~24℃。

（2）给予毛毯、棉被、热水袋等，添加衣服，防止体热散失。

2. 一般照护

（1）加强监测。至少每1小时测量一次体温。

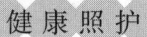

(2)积极宣教。避免导致体温过低的因素出现。

 技能要求

体温计的消毒

操作步骤

步骤1　操作前准备

(1)自身准备。服装整洁,头发整洁,鞋袜干净,外表端正大方,双手洗净。

(2)用物准备。酒精棉球,有盖塑料盒,常用的消毒液(如1%的消毒灵,20%的碘附,1%的过氧乙酸等)。

步骤2　为各类体温计进行消毒

(1)口表及腋表消毒法

1)先浸泡于消毒液中,5分钟后取出。

2)自来水冲净擦干,将汞柱甩至35℃以下。

3)放入另一消毒液容器中浸泡30分钟,取出。

(2)肛表消毒法

1)用消毒液纱布将肛表擦净。

2)再按上法另行消毒。

(3)个人专用表消毒方法

1)用乙醇棉球擦拭。

2)浸泡在75%乙醇内备用。

步骤3　体温计的检查

(1)全部体温计同时放入已测量好的40℃以下的水中,3分钟后取出检查,若误差在0.2℃以上,玻璃管有裂痕,水银柱自行下降,则不能使用。

(2)合格的体温计用纱布擦干,放入清洁容器内备用。

步骤4　操作后处理

照护人员清理用物,洗手。

注意事项

1. 使用有盖的塑料盒盛装消毒液并在其中浸泡体温表。

2. 消毒溶液每日更换一次。

正确测量体温

操作步骤

步骤1　操作前准备

（1）自身准备。服装整洁，头发整洁，鞋袜干净，外表端正大方，双手洗净。

（2）用物准备。治疗盘，弯盘，体温表1支放盛器内，消毒棉球（纱布），干纱布，记录单，带秒针表，笔。

（3）核对照护对象姓名、床号，做好解释，取得照护对象配合。

步骤2　为照护对象测量体温

（1）口腔测温

1）询问30分钟内有否进食、面部冷热敷等。

2）检查体温表，甩到35℃以下。

3）将体温表水银端放入舌下，嘱咐照护对象勿咬，用鼻呼吸。

4）3分钟取出，擦净、读数、记录。

（2）腋下测温

1）检查体温表，甩到35℃以下。

2）用纱布或毛巾擦干腋窝汗液。

3）体温表水银端置照护对象腋窝深处，嘱咐其屈臂过胸夹紧。

4）10分钟取出，擦净、读数、记录。

（3）直肠测温

1）检查体温表，甩到35℃以下。

2）协助照护对象取舒适体位，体温表水银端涂上润滑油。

3）插入照护对象肛门内3~4厘米。

4）3分钟后取出，擦净、读数、记录。

步骤3　操作后处理

（1）嘱咐照护对象休息，体温异常者，多饮温水，必要时报告医生和护士。

（2）体温表浸泡消毒。

（3）照护人员清理用物，洗手。

注意事项

1. 防撞碎

在甩体温表时用腕部力量，体温表不能触及它物。

2. 防爆裂

切忌把体温表放在热水中清洗或在沸水中煮。

3. 防误差

刚进食、进水或面颊部热敷者须待 30 分钟后方可测量口腔温度。坐浴或灌肠者须待 30 分钟后方可测量直肠温度。

4. 保安全

为婴儿、重症照护对象测温时，应陪护在旁，防折断、松动。

 相关链接

体温表咬碎后的处理

1. 立即清除口腔内玻璃碎屑以免损伤口腔黏膜。
2. 口服蛋清液或牛奶，以缓解汞的吸收。
3. 病情允许者也可服用膳食纤维丰富的食物以促进汞的排出。

第 4 节　血 压 测 量

 学习目标

- 熟悉正常血压值
- 了解血压计的种类
- 掌握血压的测量方法

 知识要求

一、血压的基础知识

1. 正常血压

测量血压，一般以肱动脉为准。正常成人安静状态下的血压范围为收缩压 90 ~

140 mmHg，舒张压 60~90 mmHg。

（1）随着年龄的增长，收缩压和舒张压均有逐渐增高的趋势。

（2）女性血压在更年期前低于男性，更年期后血压略升高。

（3）通常清晨血压最低，然后逐渐升高，至傍晚血压最高。

（4）环境寒冷血压略升高，高温环境略下降。

（5）立位血压高于坐位血压，坐位血压高于卧位血压。

（6）情绪激动、紧张、恐惧、兴奋、剧烈运动、吸烟可使血压升高。

2. 异常血压

（1）高血压：收缩压高于 140 mmHg，舒张压高于 90 mmHg。

（2）低血压：收缩压低于 90 mmHg，舒张压低于 60 mmHg，常见于大量失血、休克、急性心力衰竭等。

二、血压计的种类

常用的血压计有电子血压计（见图 5—8）、汞柱式血压计（见图 5—9）和表式血压计（见图 5—10）。

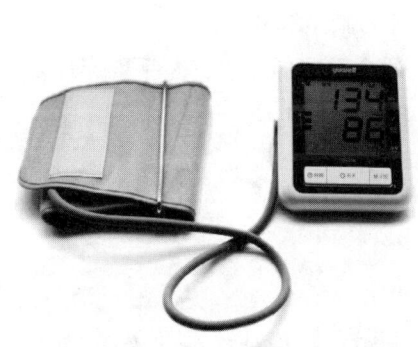
图 5—8　电子血压计

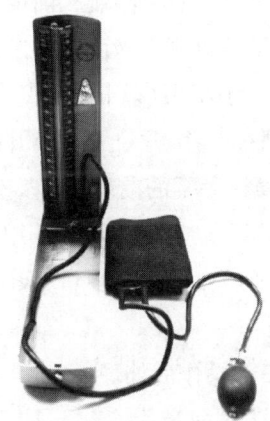
图 5—9　汞柱式血压计

三、健康教育

1. 保持心态稳定，减少强烈的喜怒哀乐等精神刺激，保持轻松愉快的心情。

2. 做到劳逸结合，避免参加竞争比赛性运动。

3. 合理饮食，少量多餐。多吃些低盐、低胆固醇、低动物脂肪的清淡食物和高维生

健康照护

素的新鲜蔬菜、水果。戒烟酒、浓茶、咖啡等刺激性食物。

4. 按医嘱服药。

技能要求

正确测量血压

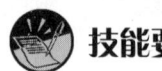
图5—10 表式血压计

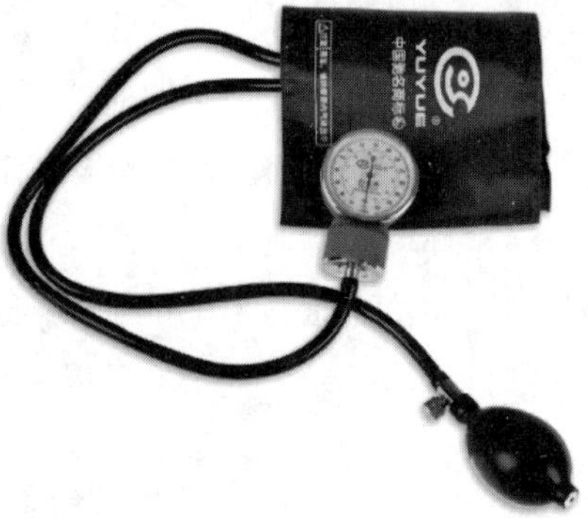

操作步骤

步骤1 操作前准备

（1）自身准备。服装整洁，头发整洁，鞋袜干净，外表端正大方，双手洗净。

（2）用物准备。治疗盘，电子血压计，笔，纸。

（3）核对照护对象姓名、床号，做好解释，取得照护对象配合。

步骤2 为照护对象测量血压

（1）检查血压计电量是否充足。关紧活门充气，检查袖带、胶管有无漏气。

（2）照护对象在测血压前需保持平静，剧烈运动后需休息片刻再测。

（3）照护对象取坐位或仰卧位，露出一侧上臂。被测肢体与心脏处于同一水平，即坐位时肱动脉与第四肋软骨齐平，仰卧位时肱动脉与腋中线齐平。

（4）袖带与手臂位置。撑开袖带呈筒状，适合手臂伸进去，左手臂穿过臂带，袖带空气管应该通过手掌的前端。将臂带缠于上臂，使空气管也位于手臂内侧，松紧以放入一指为宜，袖带下缘应距肘窝2~3厘米，用布加以固定。

（5）开启血压计，测量完毕后准确读数。关闭血压计，以分数式记录数据，即收缩压/舒张压。

步骤3 操作后处理

（1）排尽袖带内余气，取下袖带，关闭电源，整理袖带放入盒内，将血压计平稳放置。

（2）照护人员清理用物，洗手。

注意事项

1. 照护对象测量血压时的姿势要正确。

2. 四定：定血压计、定体位、定部位、定时间。

3. 袖带松紧度适宜。过松会使血压偏高，过紧会使血压偏低。

4. 对偏瘫照护对象，应在健侧手臂上测量。

5. 两次测量至少间隔4~5分钟。反复测量时，若手臂出现瘀血，则可能测不到准确的血压值。

6. 血压计的检查。使用前注意电量是否充足，关紧活门充气，检查袖带、胶管有无漏气。

7. 口述时应先读收缩压，后读舒张压。

第5节　皮肤观察与压疮预防

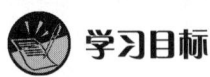

熟悉压疮的概念、发生原因及好发部位
掌握压疮的预防方法
能够为照护对象进行全背按摩

完整的皮肤应是温暖、柔嫩、不干燥、不油腻，且没有潮红和破损，无肿块与其他疾病的征象。自我感觉清爽、舒适，无任何刺激，对冷、热、针刺和触摸感觉敏锐。

一、压疮的基础知识

1. 压疮的定义

压疮是指由于局部组织长期受压，引起血液循环障碍，局部组织发生持续缺血、缺氧、营养不良而导致的软组织溃烂和坏死。

2. 发生压疮的原因

（1）压力因素。引起压疮最主要的原因是局部组织遭受持续性垂直压力，其次也可由摩擦力和剪切力引起。常见于长期卧床、昏迷、瘫痪或长期坐轮椅的照护对象，也可见于使用石膏绷带、夹板固定时，衬垫不妥当、松紧不适宜的照护对象。

（2）局部经常受到汗液、尿液、各种渗出液、引流液等物质的刺激而变得潮湿，致使表皮角质层的保护能力降低，皮肤组织破溃，容易继发感染而发生压疮。

（3）全身营养不良或水肿。营养摄入不足，蛋白质合成减少，皮下脂肪减少，肌肉萎缩，受压后，骨隆突处缺乏肌肉和脂肪组织的保护，引起血液循环障碍，而引发压疮。如果长期发热及恶病质的照护对象,压疮一旦发生,不仅造成照护对象痛苦,还会加重病情,增加感染的机会,严重时会引起败血症而威胁照护对象生命。

(4)年龄。老年人皮肤松弛干燥,缺乏弹性,皮下脂肪萎缩、变薄,皮肤易损性增加。

3. 压疮的好发部位

压疮好发于受压和缺乏组织保护、无肌肉包裹或肌层软薄的骨骼隆突处。

(1)仰卧位时,压疮好发于枕骨粗隆、肩胛部、肘部、脊椎体隆突处、骶尾部、足跟部,如图5—11所示。

(2)侧卧位时,压疮好发于耳廓、肩峰、肋缘突出部、髋部、膝关节的内外侧、内外踝等处,如图5—12所示。

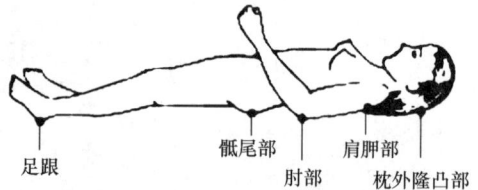

图5—11 仰卧位时压疮好发部位

(3)坐位时,压疮好发于肩胛、肘部及坐骨结节等处,如图5—13所示。

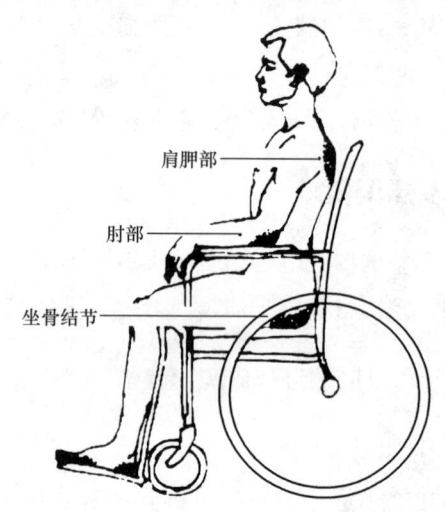

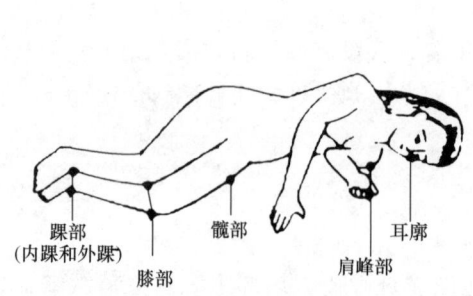

图5—12 侧卧位时压疮好发部位

图5—13 坐位时压疮好发部位

4. 压疮的分期和临床表现

(1)第一期:瘀血红润期。局部皮肤受压或潮湿刺激后,出现红肿热痛或麻木,短时间内不消退。皮肤完整性未破坏,为可逆性改变。

(2)第二期:炎性浸润期。受压部位呈紫红色,皮下产生硬结,皮肤因水肿而变薄,可出现水泡,此时极易破溃。

(3)第三期:浅度溃疡期。表皮水泡逐渐扩大,破溃,真皮层疮面有黄色渗出液,疼痛加重。

(4)第四期:坏死溃疡期。坏死组织侵入真皮下层和肌肉层,感染可向周边及深部扩展，可深达骨面。

二、压疮的预防方法

1. 避免长期受压

减轻压力、解除压迫是预防压疮的主要原则，也是治疗压疮的先决条件。最基本、最简单有效的预防措施是照护人员给照护对象勤翻身。

2. 避免局部刺激

保持皮肤清洁干爽。保护床铺整洁无碎屑，被服一旦被污染要及时更换。不可使用破损的便盆。

3. 促进局部血液循环

对易发生压疮的照护对象，要经常检查局部皮肤，用温水洗澡擦背，用温热毛巾进行局部按摩。

4. 增加营养

在病情许可下配合高蛋白、高维生素饮食，以增加机体抵抗力和组织修护能力。此外，适当补充矿物质，如口服硫酸锌，可促进慢性溃疡的愈合。

三、长期卧床者的翻身和加垫

1. 鼓励和协助卧床照护对象经常更换卧位，使骨骼突出部位交替地受压，翻身间隔的时间应根据病情及局部受压情况而变。一般每2小时翻身一次，必要时每1小时翻身一次，建立床头翻身记录卡（见表5—1）。

协助照护对象翻身时，应将照护对象身体抬起再挪动位置，避免拖、拉、携的动作，以防擦破皮肤。有条件可使用协助照护对象翻身的电动转床。

2. 将照护对象体位安置舒适后，可在身体空隙处垫软枕、海绵垫，需要时可垫海绵垫褥、气垫褥、水褥等，使支持体重的平面宽而均匀，但仍需经常为照护对象更换卧位，并做好皮肤照护。

表5—1　　　　　　　　　　翻身记录卡

姓名_____　　　　　　　　　　　　　　　　　　　　　　床号_____

日期	时间	卧位	皮肤情况	执行者

续表

日期	时间	卧位	皮肤情况	执行者

对易受压部位，可用护架抬高被毯，以避免局部受压。为缓解压迫，不能使用可引起溃疡的圈状垫，如橡胶气圈和棉圈。对使用石膏、夹板、牵引的照护对象，衬垫应平整、松软适度，尤其要注意骨骼突起部位的衬垫。要仔细观察局部皮肤和肢端皮肤颜色改变的情况，认真听取照护对象反映的情况，适当给予调节，如果发现石膏绷带凹凸不平，应立即报告护士和医生，及时修正。

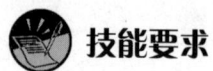 技能要求

手法按摩压疮预防法

操作步骤

步骤1　操作前准备

（1）自身准备。服装整洁，头发整洁，鞋袜干净，外表端正大方，双手洗净。

（2）用物准备。50%乙醇、热水、毛巾。

（3）做好解释，取得照护对象配合。

步骤2　为照护对象做手法按摩

（1）协助照护对象俯卧或侧卧，露出背部，先以热水进行擦洗。

（2）全背按摩。两手蘸少许50%乙醇，以手掌大小鱼际按摩。照护人员斜站在照护对象右侧，用手掌的大鱼际肌从照护对象骶尾部开始，沿背柱两侧边缘向上按摩，至肩部时用环状动作。按摩后，手再轻轻滑至臀部及尾骶处，再以拇指指腹由骶尾部开始沿脊柱按摩至第七颈椎处，如图5—14所示。每次

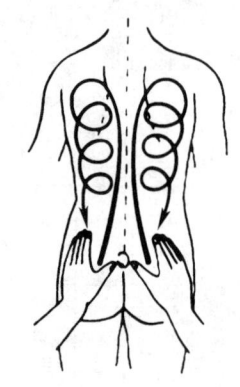

图5—14　全背按摩法

3~5分钟。

（3）局部按摩。蘸少许50%乙醇，以手掌大小鱼际部分紧贴皮肤，压力均匀按向心方向按摩，由轻到重，再由重到轻，每次3~5分钟。对于因受压而出现反应性充血的皮肤组织则不主张按摩。

步骤3　操作后处理

（1）协助照护对象躺卧舒适。

（2）照护人员清理用物，洗手。

模块三 专业照护

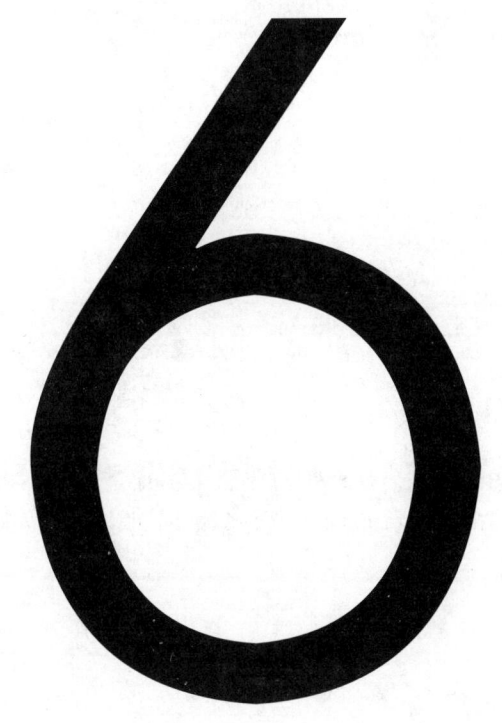

第 6 章

协助专业护理

第 1 节　协助服药　　　　　　　　/102
第 2 节　冷热应用　　　　　　　　/105
第 3 节　协助采集标本　　　　　　/109
第 4 节　协助运动　　　　　　　　/111
第 5 节　协助遗体护理　　　　　　/119

健康照护

第1节 协助服药

 学习目标

➢ 了解药物的种类和保管方法
➢ 掌握协助照护对象服药的方法

 知识要求

药物可以诊断疾病和防治疾病，合理使用药物是患病照护对象整个治疗过程中不可缺少的环节之一。健康照护人员必须了解用药一般知识，帮助照护对象正确用药，促进照护对象康复，避免发生不良反应。

一、口服药的种类

1. 酸类和铁剂类药

酸类和铁剂类药物对牙齿有腐蚀和染色作用，服用时为避免与牙齿接触，可用饮水管吸取药液，然后漱口。

2. 止咳糖浆

止咳糖浆对呼吸道黏膜起安抚作用，服用后不宜立即饮水，以免冲淡药物，降低疗效。如果同时服用多种药物，则应最后服用止咳糖浆。

3. 消炎镇痛类

消炎镇痛类药物，如阿司匹林，对胃黏膜有刺激性，宜饭后服用，使药物和食物均匀混合，减少刺激。助消化药物也宜饭后服用。

4. 健胃药

健胃药如健胃片、大黄苏打片等，因其刺激味觉感受器并促进食欲，使胃液大量分泌，应在饭前服用。

5. 磺胺类药

磺胺类药服用后宜多饮水，可防止尿中出现磺胺结晶。

6. 发汗药物

因为出汗会带走体内大量水分，所以要及时喝水补充。

7. 强心甙类药物

服用强心甙类药物，如洋地黄，应先测心率或脉率，如照护对象心率低于每分钟60次或因服药后出现节律不齐，应停止服用并报告护士或医生。

8. 安眠药

对长期服用巴比妥类等安眠药的照护对象应防止其药物成瘾。

二、药物的保管

1. 一般药物保管

（1）避光。药物应放置在光线明亮处并保持整洁，不宜阳光直射。

（2）防失效。药物应按内服、外用、注射等分类放置，现配现用，以防失效。

（3）标签清晰。药瓶标签要明显注明药名、浓度、剂量，标志要统一。

（4）定期检查。药品要定期检查。凡没有标签或标签模糊，已过期，有变色、混浊、发霉和沉淀等现象的药物，均不可使用。

2. 特殊药物保管

（1）容易氧化和遇光变质的药物，如维生素C、氨茶碱等，应装入有色密盖瓶中，放在阴凉处。

（2）容易挥发、潮解或风化的药物，如乙醇、过氧乙酸、糖衣片和酵母片等，须装瓶盖紧。

（3）容易被热破坏药物，如疫苗、胎盘球蛋白、抗毒血清和青霉素皮试液等，须放在冰箱内冷藏保存。

（4）容易燃烧的药物，如乙醚、环氧乙烷和乙醇等，应放在远离明火处，以防意外。

三、协助服药的注意事项

1. 一般性药物

（1）按规定时间给药。

（2）给药前应看清药物名称、服法、剂量。

（3）对危重及其他不能自行服药的照护对象应喂服。

（4）鼻饲给药时，须将药物完全溶解后方能从鼻饲管灌入，先温水，后药物，再温水冲净。

（5）给药前应注意照护对象情况，需禁食者暂不口服给药。

（6）给药时，照护人员应待照护对象将药物服下后才能离开。

2. 特殊性药物

(1) 驱虫药多在空腹时服用。

(2) 硝酸甘油需要舌下含服。

(3) 安眠药、缓泻药应在睡前服用。

(4) 镇痛药品应在疼痛发作时服用。

(5) 药液给药量不足 1 毫升，应用滴管滴药，滴药时将滴管倾斜，使药量准确（1 毫升 = 15 滴）。

(6) 服油剂药液时可先在杯内加入少许冷开水，再倒入油剂，以免油剂附着杯上，不能完全服下。

四、服药后的观察

1. 熟练掌握药物的不良反应，在服药后观察照护对象有无发生不良反应，如有不适及时通知护士或医生。

2. 对于抗拒服药或精神异常的照护对象，需要观察是否服下药物。

3. 对服用易发生过敏反应的药物或特殊性药物的照护对象应密切观察，如有过敏、中毒反应应立即停止用药，报告医生、护士同时做好记录。

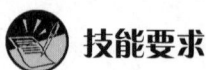

技能要求

协助照护对象正确服药

操作步骤

步骤 1　操作前准备

(1) 自身准备。服装整洁，头发整洁，鞋袜干净，外表端正大方，双手洗净。

(2) 用物准备。药物，水杯，白开水。

(3) 做好解释，了解病情，核对药物，取得照护对象配合。

步骤 2　协助照护对象正确服药

倒水，给药，督促照护对象服下。

步骤 3　操作后处理

(1) 随时观察服药后效果及反应，发现问题及时报告护士或医生。

(2) 照护人员清理用物，洗手。

第 2 节　冷 热 应 用

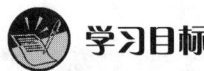

学习目标

➢ 熟悉冷疗、热疗的作用和禁忌证
➢ 掌握热水袋和冰袋的使用方法

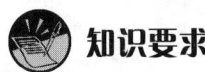

知识要求

一、热疗

1. 热疗的作用

热疗利用高于人体温度的物质作用于人体表面，通过神经传导引起皮肤和内脏器官血管的舒张，改变机体各系统体液循环和新陈代谢，达到治疗目的。它的作用如下：

（1）促进浅表炎症消退吸收。热可使局部血管扩张，改善血液循环，增强新陈代谢和血细胞的吞噬功能。

（2）减轻深部组织充血。温热作用于局部可使血管扩张，减轻深部组织的充血。

（3）缓解疼痛。温热刺激能降低痛觉神经的兴奋性，改善血液循环，减轻炎性水肿，解除局部神经末梢的压力，使肌肉、肌腱和韧带等组织松弛，从而缓解疼痛。

（4）保暖。温热可促进血液循环，使照护对象感到温暖舒适。

2. 热疗的禁忌证

（1）急腹症未明确诊断前禁用。

（2）面部危险三角区感染时禁用。

（3）内脏出血时禁用。

（4）软组织损伤或扭伤后 48 小时内禁用。

二、冷疗

1. 冷疗的作用

冷疗利用低于人体温度的物质作用于人体表面，通过神经传导引起皮肤和内脏器官血管的收缩，改变机体各系统体液循环和新陈代谢，达到治疗目的。它的作用如下：

（1）控制炎症扩散。冷可使局部毛细血管收缩，血流缓慢，降低细胞的活力和代谢，从而控制炎症的扩散。冷疗常用于炎症的早期。

（2）减轻局部充血和出血。冷可使毛细血管收缩，从而减轻局部充血和出血。冷疗常用于鼻出血和局部软组织损伤的早期。

（3）减轻疼痛。冷可抑制细胞的活动，降低神经末梢的兴奋性。同时由于用冷后血管收缩，可解除充血对神经末梢的压迫。冷疗常用于牙痛和烫伤等。

（4）降温。冷直接和皮肤接触，通过物理作用，可将体内的热通过传导发散，从而降低体温。冷疗常用于高热、中暑照护对象。

2. 冷疗的禁忌证

（1）慢性炎症和深部化脓性病灶时，冷可使局部毛细血管收缩，血流量减少，造成营养不良，妨碍炎症吸收。

（2）局部血液循环明显不良时用冷可加重血液循环障碍，导致局部组织缺血缺氧而变性坏死。

3. 禁用冷疗部位

枕后、耳廓、阴囊处，用冷易引起冻伤。心前区用冷易引起反射性心率减慢，心律不齐。腹部用冷易引起腹泻。足底用冷因末梢血管收缩而影响散热，或反射性地引起一过性的冠状动脉收缩。

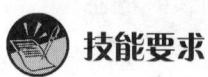
技能要求

热水袋的使用方法

操作步骤

步骤1　操作前准备

（1）自身准备。服装整洁，头发整洁，鞋袜干净，外表端正大方，双手洗净。

（2）用物准备。热水袋，布套，水温计，热水。

（3）检查热水袋有无破损。

（4）测水温，调节至60~70℃。

（5）放平热水袋，去塞，手持热水袋边缘，边灌水边提高热水袋袋口，使水不致溢出，一般灌水致热水袋容积的1/2~2/3，逐渐放平，排尽袋内空气，旋紧盖子。

（6）擦干后倒提热水袋，轻轻抖动检查无漏水后装入布套内，系紧带子。

步骤 2　为照护对象做热疗

（1）做好解释，取得照护对象配合。

（2）置热水袋于所需部位。

步骤 3　操作后处理

（1）热水袋使用结束，将水倒净，倒挂，晾干后吹气，旋紧塞子（以防两层橡胶粘连），存放于阴凉处备用。热水袋布套清洗干净。

（2）照护人员整理用物，洗手。

注意事项

1. 对婴幼儿、老年人以及麻醉未清醒、末梢循环不良或昏迷的照护对象，热水袋水温调节在50℃以内，热水袋布套外再包大毛巾，不可直接接触皮肤，以免烫伤。

2. 使用热水袋过程中，应定期检查局部皮肤，如果发现皮肤潮红，应立即停止使用，并在局部涂凡士林，以保护皮肤。

3. 如需持续使用热水袋，当水温降低后应及时更换热水。

4. 严格执行交接班制度。

冰袋的使用方法

操作步骤

步骤 1　操作前准备

（1）自身准备。服装整洁，头发整洁，鞋袜干净，外表端正大方，双手洗净。

（2）用物准备。冰袋，布套，帆布袋，冰，木槌，盆，冷水，毛巾，勺。

（3）将冰块放入帆布袋内，用木槌敲成核桃大小，放入盆中用冷水冲去棱角。

（4）用勺将冰块装入冰袋至1/2满，排气后扎紧袋口，擦干冰袋外壁水渍。

步骤 2　为照护对象使用冰袋

（1）将冰袋放至所需部位，如图6—1所示。

（2）用冷30分钟后，撤掉冰袋，协助照护对象躺卧舒适。

步骤 3　操作后处理

（1）将冰袋倒空，倒挂，晾于阴凉通风处。冰袋布套清洁后晾干备用。

（2）照护人员整理用物，洗手。

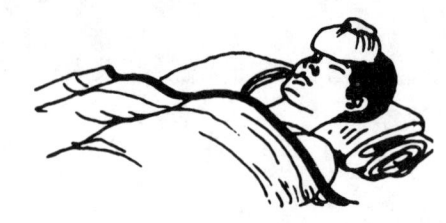

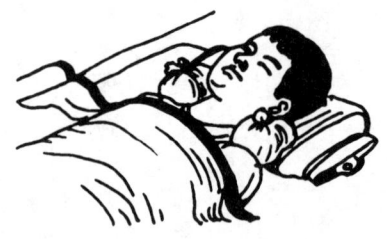

图 6—1 冰袋的使用

温 水 擦 浴

操作步骤

步骤1 操作前准备

（1）自身准备。服装整洁，头发整洁，鞋袜干净，外表端正大方，双手洗净。

（2）用物准备。盆内盛 40～45℃ 的温水，2/3 满，大纱布垫（小毛巾）2 块，大浴巾，热水袋，冰袋，酌情备衣物，大单，便器及屏风。

（3）携用物至照护对象床旁，拉好屏风遮挡。

（4）做好解释，取得照护对象配合。

步骤2 为照护对象做温水擦浴

（1）松床尾，协助照护对象脱去上衣，松解衣带。置冰袋于照护对象头部，放热水袋于足下。

（2）暴露擦拭部位，将大浴巾垫于擦拭部位下，以浸湿的纱布垫包裹于手掌、挤干，边擦边按摩，最后用浴巾擦干。

（3）擦拭顺序

1）侧颈→肩→上臂外侧→前臂外侧→手背。

2）侧胸→腋窝→上臂内侧→肘窝→前臂内侧→手心。

3）颈下肩部→臀部（穿好上衣，脱去裤子）。

4）髋部→下肢外侧→足背。

5）腹股沟→下肢内侧→内踝。

6）臀下沟→下肢后侧→腘窝→足跟。

（4）穿好裤子，撤去热水袋，协助照护对象躺卧舒适。

步骤3　操作后处理

照护人员清理用物，洗手。

第3节　协助采集标本

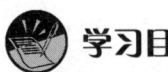

学习目标

➢ 熟悉标本采集的原则

➢ 掌握采集标本的方法和注意事项

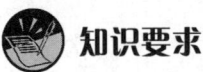

知识要求

一、标本采集的原则

为保证质量，在采集各种检验标本时，应遵循以下基本原则：

1. 遵照医嘱

采集各种标本均应按医嘱执行。如果对检验申请单有疑问，应及时核实后才可执行。

2. 充分准备

（1）采集标本前应明确检验项目、检验目的、采集标本量、采集方法及注意事项。

（2）做好解释，取得照护对象配合。

（3）准备必需物品，在容器外贴上标签，注明照护对象姓名、科室、床号、住院号、检查目的和送检日期时间。

（4）操作前做好自身准备，如剪指甲、洗手、戴帽子口罩等。

3. 严格查对

查对是保证标本采集无误的重要环节之一。采集前应认真查对医嘱，核对申请项目、照护对象姓名、床号、住院号等。采集完毕及送检前应重复查对。

4. 正确采集

为了保证送检标本的质量，必须掌握正确的采集方法。采集标本既要保证及时，又要保证采集量准确。凡细菌培养标本，应放入无菌容器内，采集时严格执行无菌操作技术，并在使用抗生素前采集。

5. 及时送检

标本采集后应及时送检，不应放置过久，以避免标本污染或变质，影响检验结果。特殊标本还应注明采集时间。

二、协助采集标本的方法

1. 尿液检验标本采集

（1）常规标本

1）晨尿。清晨起床时第一次排尿时收集的尿液标本。

2）随机尿。随时留取的尿液标本。

3）餐后尿。通常在餐后两小时收集的尿液标本。

4）中段尿。采取尿液时，让开始的尿液将尿道冲洗干净后，截取中间尿液作样品进行培养。

（2）12小时或24小时尿标本采集

1）12小时尿标本采集。从晚上8时开始到次日早上8时终止的12小时内全部尿液。

2）24小时尿标本采集。从早上8时开始到次日早上8时终止的24小时内全部尿液。

2. 粪便检验规标本采集

（1）常规标本

1）嘱照护对象排便于清洁便器内。

2）用检便匙取中央部分或黏液脓血部分约5克，置于检便盒内送检。

（2）隐血标本。嘱照护对象检查前三天禁食肉类、动物肝、血和含铁丰富的药物、绿叶蔬菜。三天后收集标本，以免造成假阳性。

1）嘱照护对象排便于清洁便器内。

2）用检便匙取中央部分或黏液脓血部分约5克，置于检便盒内送检。

（3）培养标本

1）嘱照护对象排便于消毒便器内。

2）用无菌棉签取中央部分粪便或黏液脓血部分2~5克置于培养瓶内，塞紧瓶塞送检。

3. 痰检验标本采集

（1）常规标本。照护对象在数次深呼吸后用力咳出气管深处的痰液，盛于痰盒内，盖好痰盒。

（2）24小时标本。从清晨醒来（7点）未进食前漱口后第一口痰开始留取，次日清晨（7点）未进食前漱口后第一口痰作为结束，将24小时的全部痰液吐入集痰器内。

（3）培养标本。照护对象清晨起床后未进食前先用漱口溶液漱口，再用清水漱口，数次深呼吸后用力咳出气管深处的痰液于无菌集痰器内，盖好瓶盖。

三、协助采集标本的注意事项

1. 进行尿常规、妊娠实验检测等最好留取清晨第一次尿液为宜，因为较浓，条件恒定，便于对比。急诊照护对象应随时留取标本。

2. 尿液不能及时送检应适当防腐，防腐剂的选择取决于分析成分所采用的方法。收集期间，标本应放入冰箱或阴凉处，以免细菌繁殖、细胞溶解等。收集完毕，要立即送到实验室（一般夏季1小时以内、冬季2小时内完成检验）。

3. 标签和申请单上应写明标本收集的年月日，并核对姓名。

4. 尿标本应避免经血、白带、精液、粪便等混入。

5. 小儿痰液收集困难时，可用棉拭子刮取标本。

第4节 协助运动

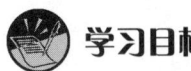

> 了解平车运送的方法
> 熟悉更换卧位的方法
> 掌握轮椅运送法

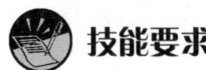

协助照护对象翻身（单人法）

此法适用于体重较轻的照护对象。

操作步骤

步骤1　操作前准备

（1）自身准备。服装整洁，头发整洁，鞋袜干净，外表端正大方，双手洗净。

（2）做好解释，取得照护对象配合。

步骤2　协助照护对象翻身

（1）将枕头往翻转一侧移动。

（2）将患者双手交叉胸前双膝屈曲，一手托住患者的项背部，另一手托腘窝处。

（3）将患者移至近侧，用力将患者翻向对侧，同时观察患者的神志、呼吸及面色等。

单人帮助照护对象翻身如图6—2所示。

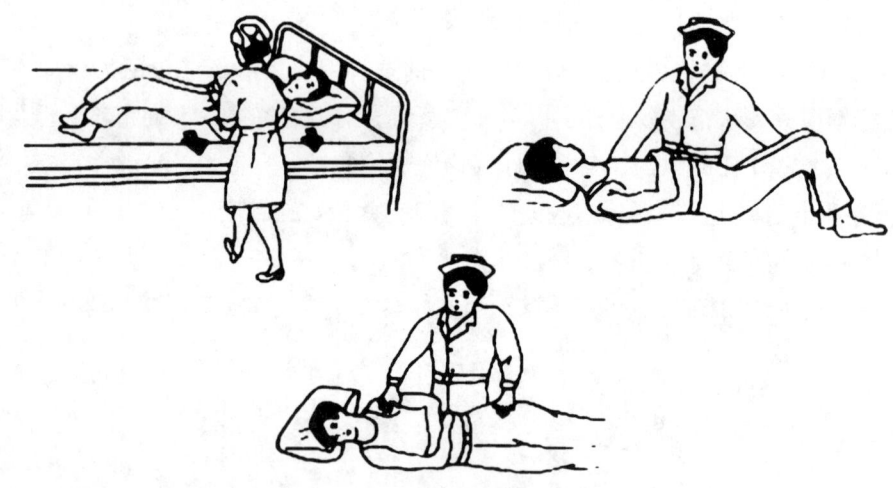

图6—2　协助照护对象翻身（单人法）

步骤3　操作后处理

照护人员整理好照护对象的床位，洗手。

协助照护对象翻身（双人法）

此法适用于肥胖或昏迷、瘫痪等完全不能活动的照护对象。

操作步骤

步骤1　操作前准备

（1）自身准备。服装整洁，头发整洁，鞋袜干净，外表端正大方，双手洗净。

（2）做好解释，取得照护对象配合。

步骤2　协助照护对象翻身

（1）将枕头往翻转一侧移动，两人站患者同侧。

（2）将患者双手交叉胸前，双膝屈曲，导管放置翻身后的同侧。

照护人员甲一手置于照护对象腘窝，用前臂托起双大腿，另一手伸入照护对象臀下。照护人员乙一手伸入照护对象肩下，另一手伸入照护对象腰下。

（3）将患者移至近侧，用力将患者翻向对侧，同时观察患者的神志、呼吸及面色等。双人协助照护对象翻身如图 6—3 所示。

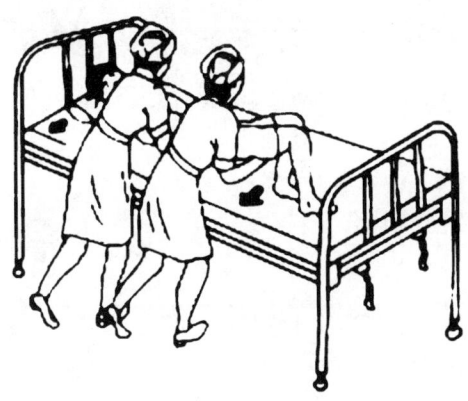

图 6—3　协助照护对象翻身（双人法）

步骤3　操作后处理

照护人员整理好照护对象的床位，洗手。

协助照护对象移向床头（单人法）

操作步骤

步骤1　操作前准备

（1）自身准备。服装整洁，头发整洁，鞋袜干净，外表端正大方，双手洗净。

（2）做好解释，取得照护对象配合。

步骤2　协助照护对象移向床头（单人法）

（1）枕头横放床头。

（2）协助照护对象仰卧屈膝，嘱其双手握住床栏。

（3）托起照护对象臀部，同时嘱照护对象用脚蹬床，移向床头。

（4）枕头摆放舒适。

单人协助照护对象移向床头如图6—4所示。

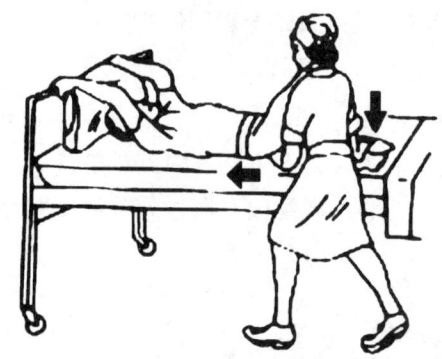

图6—4 协助照护对象移向床头（单人法）

步骤3 操作后处理

照护人员整理好照护对象的床位，洗手。

注意事项

1. 帮助照护对象翻身时不可拖拉，以免擦破皮肤。

2. 应将照护对象身体稍抬起再进行翻身。

3. 翻身移动后要用枕垫靠背部及膝下，使照护对象处于最舒适、最安全的卧位。

4. 操作时注意动作协调轻稳。

5. 更换卧位的时间可根据病情和皮肤受压情况而定，一般2~3小时一次。如果皮肤已发红或破溃应相应缩短翻身间隔时间，增加翻身次数。

6. 若照护对象身上置有多种导管，翻身时应先将导管安置妥当；翻身后检查各导管是否扭曲、受压，注意保持导管通畅。

7. 为手术后照护对象翻身时，应保护好伤口，防止敷料脱落。

8. 对于骨牵引的照护对象，翻身时不可放松牵引。

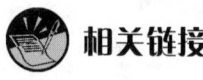 相关链接

仰卧位、侧卧位、俯卧位、半坐卧位的安置

1. 仰卧位安置

（1）去枕仰卧安置。适用于昏迷照护对象、全身麻醉清醒前的照护对象、椎管内麻醉或脊髓腔穿刺后的照护对象。

（2）屈膝仰卧位安置。适用于腹部检查、使用便器和晨晚间洗脚时的照护对象。

（3）中凹卧位安置（见图6—5）。适用于休克的照护对象，有利于呼吸循环。

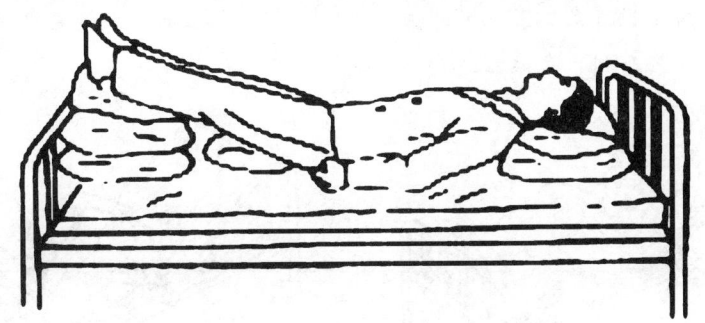

图6—5　中凹卧位安置

2. 侧卧位安置（见图6—6）

适用于肛门检查、灌肠、臀肌肉注射时的照护对象。侧卧位与平卧位交替使用，便于擦洗与按摩受压部位，以防压疮发生，可用于昏迷的照护对象。

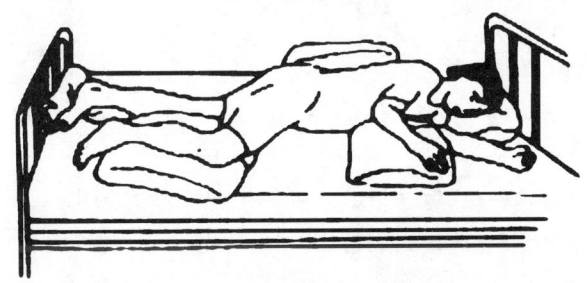

图6—6　侧卧位安置

3. 俯卧位安置（见图6—7）

适用于腰背部检查和因腰、背、臀部有伤口不能平俯卧或侧卧的照护对象。

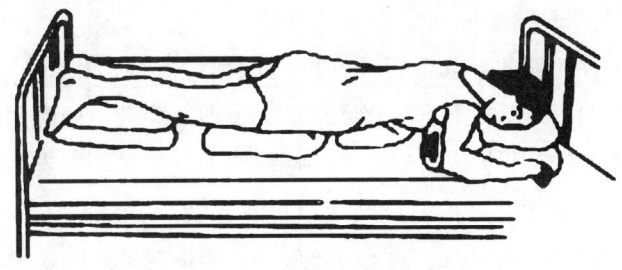

图6—7　俯卧位安置

4. 半坐卧位安置（见图6—8）

常用于哮喘、呼吸困难、腹腔手术后、盆腔手术后或患腹膜炎的照护对象和某些面部、颈部手术后的照护对象。采取半卧位安置可减少局部出血。恢复期体质虚弱的照护对象采取半卧位安置，有利于向站立过渡。

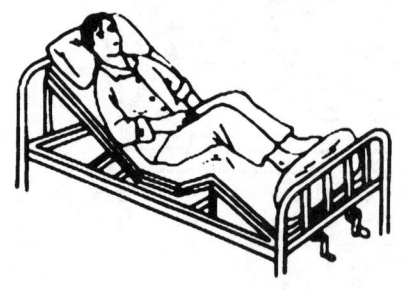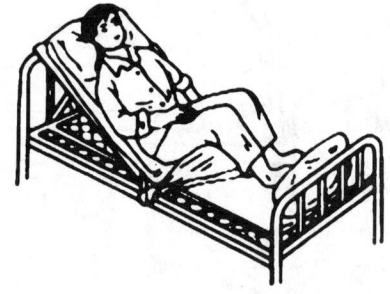

图6—8　半坐卧位安置

床—轮椅移动

操作步骤

步骤1　操作前准备

（1）自身准备。服装整洁，头发整洁，鞋袜干净，外表端正大方，双手洗净。

（2）用物准备。轮椅，毛毯，约束带。

（3）检查轮椅性能。

（4）做好解释，取得照护对象配合。

步骤2　为照护对象做轮椅—床移动

（1）椅背与床尾平行，面向床头或呈45°。将车闸制动，翻起脚踏板。

（2）协助照护对象穿衣。

（3）铺毛毯，将照护对象移动至床缘侧，一手伸入照护对象颈肩下，另一手伸入照护对象膝盖下，用力移动使其双腿下垂。靠床缘坐下帮助其穿鞋。面对照护对象站立，双腿分开，请照护对象双手放在照护人员肩上，环抱住照护对象腰部，支持其转身，再坐在轮椅上。让照护对象双手交叉，照护人员站在照护对象背后，双手从其背后往前拉住其双手，拖拉照护对象使其尽量靠后坐。放下脚踏板，让照护对象双脚置于其上。

（4）盖好毛毯。将毛毯上端向外翻折10厘米，围在照护对象颈部，用别针固定，并用毛毯围裹双臂做成两个袖筒各用别针固定在腕部，再用毛毯围好上身，用毛毯将双下肢和双脚包裹。

（5）整理床位，铺成暂空床。

（6）推动轮椅。固定好约束带，打开轮椅车手闸，嘱咐照护对象坐稳。下坡应减速，并嘱其抓紧扶手。

步骤3　操作后处理

照护人员整理用物，洗手。

注意事项

1. 注意安全，进出门或遇到障碍物时，勿用轮椅撞门或障碍物。

2. 推轮椅时，嘱咐照护对象手扶着轮椅扶手，尽量靠后坐，勿向前倾身或自行下车，以免跌倒，必要时加约束带。

3. 推轮椅下坡时速度要慢，照护对象的头及背应向后靠并抓紧扶手，以免发生意外。

4. 随时注意观察照护对象反应，照护对象如果有下肢浮肿、溃疡或关节疼痛，可将脚踏板抬起，垫以软枕。

5. 天气寒冷时注意保暖。

6. 应经常检查轮椅，定时加润滑油，保持完好备用。

平车运送法（挪运法）

操作步骤

步骤1　操作前准备

（1）自身准备。服装整洁，头发整洁，鞋袜干净，外表端正大方，双手洗净。

（2）用物准备。平车上置布单和橡胶单包好的垫子和枕头、毛毯或棉被，需要时备中单。

（3）检查平车性能。

（4）做好解释，取得照护对象配合。

步骤2　为照护对象做平车运送

（1）移开床旁桌、椅，松床尾盖被。推平车紧靠床边。

（2）照护人员在旁抵住平车，协助照护对象移向平车，将其上身、臀部、下肢顺序向平车挪动，使照护对象卧于舒适位置。回床时，先助其移动下肢，再移动上半身。

（3）用毛毯或棉被包裹照护对象，露出头部，先盖脚部，再盖好两侧上层边缘及两侧向内折叠，使之整齐美观。

（4）整理床位，铺成暂空床。

步骤 3　操作后处理

照护人员整理用物,洗手。

平车运送法(搬运法)

操作步骤

步骤 1　操作前准备

(1) 自身准备。服装整洁,头发整洁,鞋袜干净,外表端正大方,双手洗净。

(2) 用物准备。平车上置布单和橡胶单包好的垫子和枕头、毛毯或棉被,需要时备中单。

(3) 检查平车性能。

(4) 做好解释,取得照护对象配合。

步骤 2　为照护对象做平车运送

(1) 将平车推至床尾,使照护对象头部和床尾成钝角,搬运者站在钝角内的床边。

(2) 松床尾盖被,协助照护对象穿衣。

(3) 照护人员一手自照护对象腋下伸至肩部外侧,另一手伸入照护对象大腿下。让照护对象双臂交叉,依附于照护人员颈部并双手环抱住照护人员。

(4) 照护人员托起照护对象,移步转身,将照护对象轻轻放于平车上,盖好盖被。

(5) 整理床位,铺成暂空床。

步骤 3　操作后处理

照护人员整理用物,洗手。

注意事项

1. 搬运时动作轻稳,协调一致,车速适宜,确保照护对象安全、舒适。

2. 搬运照护对象时,尽量使照护对象身体靠近照护人员,这样既省力又安全。

3. 推车时应站在照护对象头侧,便于观察病情。平车上下坡时头部应在高处一端,以免引起不适。

4. 冬季注意保暖,避免着凉。

5. 搬运骨折照护对象时应使用硬板平车并将照护对象固定。

6. 有输液及引流管时,应保持其通畅,防止滑脱。

7. 推车进出门时不可用车撞门,以免震动照护对象、损坏建筑物。

8. 运送过程中注意观察病情变化,如果有意外立即报告医生或护士。

第 5 节　协助遗体护理

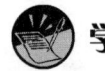

学习目标

➢ 熟悉遗体护理的流程和注意事项

知识要求

一、遗体护理的流程

1. 备齐用物携至遗体边，用屏风遮挡。
2. 撤去治疗用物，将遗体放平，使遗体仰卧，头下垫一枕，防止面部因瘀血变色，双臂放于身体两侧，用大单遮盖遗体。
3. 洗脸、协助闭上眼睑。嘴不能闭紧者，轻揉下颌，并用绷带托住。如果有义齿代装上，为死者梳理头发。
4. 脱去衣裤，依次洗净上肢、胸、腹、背、臀及下肢。
5. 穿上衣裤，撤去大单。
6. 将尸单斜放平车上，将遗体移至平车尸单上。先用尸单下端遮盖脚，再将左右两边整齐地包好，最后用尸单上端遮盖头部。
8. 在颈、腰及踝部用绷带固定。
9. 盖上大单，将遗体送太平间。

二、遗体护理的注意事项

1. 与家属坦诚交流，解释医疗与护理人员已经尽心尽力，劝慰其正视现实，节哀顺变。
2. 以诚挚的情感和严肃的态度协助进行遗体护理。
3. 尊重死者的遗愿，满足家属的合理要求。
4. 尊重宗教信仰和特殊的风俗习惯。

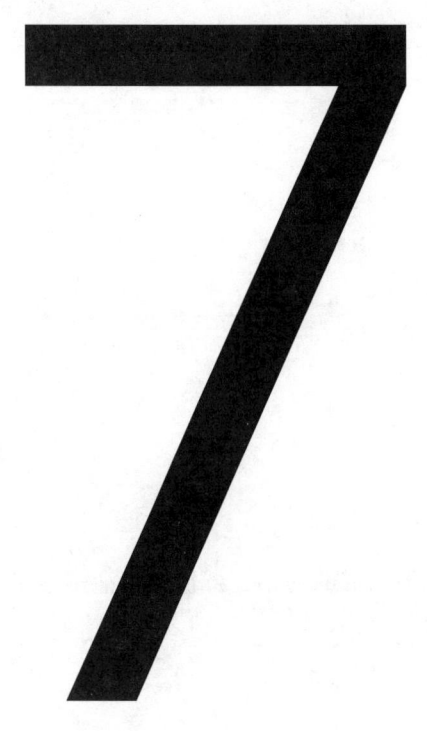

第 7 章

意外伤的处理

第 1 节　烧烫伤的紧急处理　　　　　　　　　　　/122
第 2 节　外伤的紧急处理　　　　　　　　　　　　/124
第 3 节　跌倒与坠床的处理　　　　　　　　　　　/131
第 4 节　噎食与误吸的紧急处理　　　　　　　　　/134

健康照护

第1节 烧烫伤的紧急处理

 学习目标

➢ 了解烧烫伤处理基础知识和处理方法
➢ 掌握化学烧伤的特点和处理方法

 知识要求

一、烧烫伤基础知识和处理方法

烧烫伤是指火焰、热液、蒸汽、激光等对人体造成的灼伤。烫伤是生活中常常遇到的事故。在家庭生活中，最常见的是被热水、热油等烫伤。

1. 烧烫伤的临床表现

根据烧烫伤的程度将其分为四度。

Ⅰ度：皮肤轻度红、肿、热、痛，不起疱。

Ⅱ度（浅）：局部皮肤水肿明显，潮红，感觉过敏，剧痛，水疱大，疱壁薄。

Ⅱ度（深）：水疱小，泡壁厚，局部皮肤有出血点，疼痛。

Ⅲ度：局部皮肤无弹性，呈苍白或焦黑色，镇痛消失。

2. 烧烫伤的紧急处理

（1）根据具体情况，拨打"120"急救电话，必要时拨打"119"消防电话。

（2）一旦身着明火，可用湿毛巾、湿毛毯、湿棉被覆盖在明火处，切忌扇、拍，助长燃烧，引起火势的蔓延。

（3）电烧伤时，首先切断电源，抢救生命，如果心跳呼吸停止，立即就地进行人工呼吸和胸外心脏按压。

（4）小面积浅度（Ⅰ度或浅Ⅱ度）烫伤立即用冷水冲洗伤处，直到伤处不痛为止（冲洗20~30分钟）。水流不可太急，以免冲破水泡。如果有皮肤破损可用清洁纱布覆盖后冲洗。

（5）烫伤后，衣服鞋袜不要用力撕扯，应先用剪刀剪开，然后慢慢揭脱，以免加剧创面损伤。

（6）送医途中局部最好用清洁纱布覆盖，有条件的可用冰袋冷敷，持续降温。

3. 烧烫伤处理流程可概括为冲、脱、泡、盖、送。

冲：立即用冷水冲洗伤处（20~30分钟），切忌用冰水，以免冻伤。

脱：应先用剪刀剪开，然后慢慢揭脱，以免加剧创面损伤。

泡：泡于冷水中加强降温、止痛。

盖：先盖保鲜膜，再加纱布覆盖。

送：及时送医。

4. 烧烫伤处理的注意事项

（1）烫伤后千万不要在伤口上擦酱油或花生油、紫药水等，以免影响观察伤口创面的变化，送医前也不建议涂抹药物。

（2）冲洗的时候水温比体温低即可，切忌用冰水，以免冻伤。

（3）不要剥掉烧伤的死皮，防止发生感染或留下疤痕。

（4）不要挑开水泡，防止发生感染。

5. 烫伤的预防

（1）建立醒目的标志（如热水、开水等）。

（2）进行预防烫伤的健康教育，强化对儿童和老人的安全宣教。

（3）注意低温烫伤（皮肤长时间接触高于体温的低热物体而造成的烫伤），低温也可导致严重的烫伤（类似"烘山芋"），所以要正确使用保暖用具。使用热水袋时用布套或厚毛巾包裹，不直接接触皮肤，应经常查看热水袋的位置及是否漏水。热水袋不宜灌满，充水70%为宜。婴幼儿、老年人、术后麻醉未清醒、感觉迟钝、末梢循环不良、昏迷等照护对象不建议使用热水袋；必须使用时，水温不宜超过50℃。

（4）正确使用生活设备。调节水温时，先开冷水开关，再开热水开关。使用完毕，先关热水开关，再关冷水开关。热水瓶放置在固定且不易触碰的地方。

二、化学烧伤的特点及处理方法

1. 化学烧伤的特点

有些化学物质在接触人体后，除立即损伤外，还可继续侵入或被吸收，导致进行性局部损害或全身性中毒。损害程度除与化学物质的性质有关外，还取决于剂量、浓度和接触时间的长短。处理时应了解致伤物质的性质，方能采取相应的措施。

2. 化学烧伤的紧急处理

（1）根据具体情况，拨打"120"急救电话，必要时拨打"119"消防电话。

（2）立即脱去被化学物质浸渍的衣物。

（3）先拭去创面上的化学物质（如干石灰粉）再用水冲洗，以避免与水产生大量热，造成创面进一步损害。用纸或布轻轻沾去残留，切忌擦破皮肤。

（4）连续大量清水冲洗，时间应不少于30分钟。

（5）冲洗完后可再用中和剂，中和时间不宜过久，之后再用流动水冲洗。

（6）酸烧伤早期用大量水冲洗后，可用氯化钙或25%硫酸镁溶液浸泡。

（7）碱烧伤需尽早冲洗，一般不主张用中和剂。

（8）磷烧伤需立即将伤处浸入水中，以隔绝空气，切忌暴露于空气中，以免继续燃烧。

3. 化学烧伤处理的注意事项

（1）化学烧伤后切忌在伤口上擦酱油或花生油、紫药水等，以免影响观察伤口创面的变化，送医前也不建议涂抹药物。

（2）冲洗的时候水温比体温低即可，切忌用冰水，以免冻伤。

（3）不要剥掉烧伤的死皮，防止发生感染或留下疤痕。

（4）不要挑开水泡，防止发生感染。

4. 化学烧伤的预防

（1）建立醒目的标志（如硫酸、烧碱等）。

（2）进行预防化学烧伤的健康教育，强化对儿童和老人的安全宣教。

第2节　外伤的紧急处理

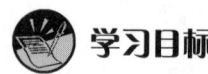
学习目标

- 了解出血程度的初步判断方法
- 掌握外伤止血和包扎的方法

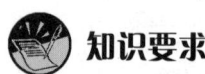
知识要求

一、外伤出血严重程度的判断

1. 出血量的判断

成人的血液约占自身体重的8%，失血的速度和数量是影响伤病员健康和生命的重要因素。当失血量少，在400毫升以下，通常没有自觉症状，当出血量达到20%及以上时就会出现失血性休克征象。外伤出血程度判断见表7—1。

表7—1　　　　　　　　　外伤出血严重程度的判断

程度	失血量	表现
轻度休克	20%	照护对象神志清楚，诉口渴，面色苍白，出冷汗，手足湿冷，脉搏快弱
中度休克	20%~40%	照护对象神志淡漠或烦躁不安，口渴明显，皮肤温度降低，静脉萎陷
重度休克	40%以上	照护对象反应迟钝，皮肤青灰色，冰冷，呼吸急促，血压可能无法测到

2. 出血的特点

（1）动脉出血。血液鲜红，量多，呈喷射状，短时间内大出血，可危及生命。

（2）静脉出血。血液呈暗红色，量中等，呈涌出状或徐徐外流，速度稍缓慢。

（3）毛细血管出血。血液鲜红，量少，呈水珠样流出或渗出，多能自行凝固。

二、外伤的止血方法

1. 一般止血法（直接压迫止血法）

创口较小，出血量少，可用生理盐水冲洗干净，用无菌纱布覆盖再用绷带加压包扎即可达到止血目的，也可用创可贴贴覆止血。

2. 指压止血法

用拇指压住出血的血管上端（近心端）以压闭血管、阻断血流。此法只适用于短时急救，不宜压迫过久且不适用大的动静脉出血（详见后文相关链接）。

3. 加压包扎止血法

适用于小动脉、静脉、毛细血管出血、关节脱位等。

4. 填塞止血法

用消毒的急救包、棉垫或纱布，填塞在创口内，再用绷带、三角巾或四头巾做适当的加压包扎，松紧度以能达到止血目的为宜。

5. 抬高肢体止血法

抬高出血的肢体为止血的临时应急措施，此法效果不可靠，尤其对动脉出血，往往达不到止血的目的，因而不常用。

6. 止血带止血法

四肢有大血管损伤或伤口大、出血量多时常用此法。用止血带止血还有一种绞紧止血法，见后文相关链接。

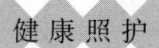

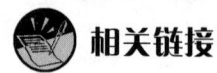

指压止血法、绞紧止血法

1. 指压止血法

用手指将出血伤口上方的供血动脉（近心端）压向骨骼，从而阻断血流以达到止血的目的。因影响整体供血，应限制使用，每次不超过10分钟。适用范围为头面部、四肢动脉的出血。止血特点是止血快速，效果好，但不能长久。

常用指压止血部位

(1) 颞浅动脉压迫点。用于头顶部出血，一侧头顶部出血，用食指或拇指压迫同侧耳屏上方1.5厘米处。

(2) 肱动脉压迫点。用于前臂出血，用拇指压迫上臂中段内侧沟处的搏动点。

(3) 股动脉压迫点。用于大腿以下出血，用手掌根部或双拇指重叠用力压迫大腿上端腹股沟中点稍下方股动脉搏动处。

2. 绞紧止血法

(1) 将三角巾或围巾、领带等布料折叠成带状。

(2) 在上臂的上1/3段或大腿中上段垫好衬垫（绷带、毛巾、平整的衣物等）。

(3) 用制好的布料带在衬垫上加压绕肢体一周，两端向前拉紧，打一个活结。

(4) 取绞棒（竹棍、木棍、笔、勺把等）插在带状的外圈内，提起绞棒绞紧，将绞紧后的棒的一端插入活结小圈内固定。

(5) 最后记录止血带安放时间。

注意事项

(1) 当四肢大动脉出血，用加压包扎不能止血时，才能使用止血带。

(2) 止血带不能直接扎在皮肤上，应用棉花、薄布片加衬垫，以隔开皮肤和止血带。

(3) 放止血带要缓慢，防止血压波动再出血。

(4) 上止血带松紧要适当，以上止血带后血止并摸不到动脉搏动为度。

(5) 布料止血带无弹性，要注意防止肢体损伤，不可一味增加压力。

(6) 止血带连续使用时间不能超过5小时，每40~50分钟要慢慢松开止血带3~5分钟。放松期间用指压止血或直接压迫止血。

(7) 不可用铁丝、电线、绳索等当作止血带使用。

三、外伤的包扎方法

1. 包扎的目的

（1）保护伤口，减少感染概率。

（2）固定敷料和夹板的位置。

（3）加压包扎止血。

（4）稳定肢体，减轻疼痛。

2. 包扎的具体要求

（1）包扎的原则

1）暴露伤口，判断伤情。

2）妥善处理伤口，注意消毒，避免污染。

3）包扎材料应无菌，注意伤口覆盖完全。

4）包扎松紧适当。

5）注意包扎打结或别针固定位置（打结处放在肢体外侧面，忌在伤口、骨隆突处出或易受压部位）。

6）注意包扎动作（包扎四肢应将指、趾端外露，以便观察血液循环，如果有异常及时报告）。

（2）外伤包扎的四要

1）快。发现、暴露、检查、包扎伤口要快。

2）准。包扎部位要准确。

3）轻。动作轻。

4）牢。包扎要牢靠、松紧适宜。

（3）外伤包扎的四不要

1）不要上药。

2）不要触摸伤口。

3）不要"取"（不拔除异物，原位固定并包扎）。

4）不要"送"（有内脏脱出不能回纳）。

3. 包扎所用的材料和方法

常用的材料是绷带、三角巾及其他临时代用品，如衣裤、巾单等裁开作包扎用。方法主要包括：三角巾包扎法、绷带卷包扎法。

（1）三角巾包扎法。一般家庭没有三角巾，但其在急救时用途较广，应配备。制作很简单，用一米见方的布，从对角线剪开即成。三角巾可对不便上绷带的伤口进行包扎和止血。三角巾另一重要用途为悬吊手臂，对已用夹板的手臂起固定作用，还可对无夹板的伤肢起到固定作用。

1）头顶帽式包扎法。三角巾底边折叠两指宽，放于齐眉处。两底角从前额水平向后绕。结打在前额（健侧方）。后脑残留边，可成层向上折好，如图7—1所示。

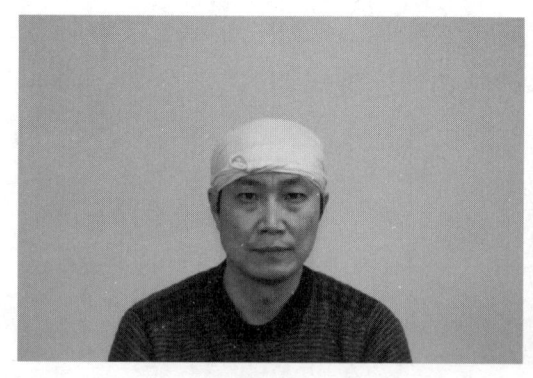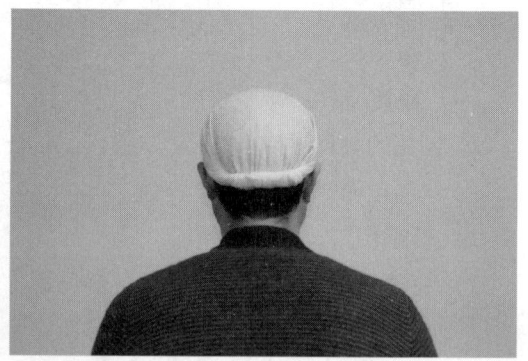

图7—1　头顶帽式包扎法

2）三角巾手（足）部包扎法。三角巾展开，手指或足平放在三角巾的中央。指缝或趾缝间插入敷料。将顶角折回，盖于手背或足背。两底角分别围绕到手背或足背交叉，再在腕部或踝部围绕一圈后在手背或足背打结。

3）三角巾大悬臂带包扎法。三角巾顶角对着伤肢肘关节，一底角置于健侧胸部过肩于背后。伤臂屈肘（功能位）放于三角巾中部。另一底角包绕伤臂反折至伤侧肩部。两底角在颈侧方打结，顶角向肘前反折固定。将前臂悬吊于胸前，如图7—2所示。

（2）绷带包扎法

1）环形包扎法。主要用于绷带包扎的开始和结束，以固定带端。绷带斜着放，第一圈压住斜着的那一部分，并把露出的小三角反折，第二圈压着第一圈并把小三角压住，绷带卷心朝上，如图7—3所示。

2）螺旋形包扎法。适用于包扎肢体粗细均匀部位的伤口。开始以两圈环形，螺旋上绕，每一圈压住上一圈的1/2~2/3，以两圈环形固定来结束，如图7—4所示。

3）螺旋形反折包扎法。适用于包扎肢体粗细不均匀的部位。两圈环形包扎开始，避开伤口反折，两圈环形包扎结束，如图7—5所示。

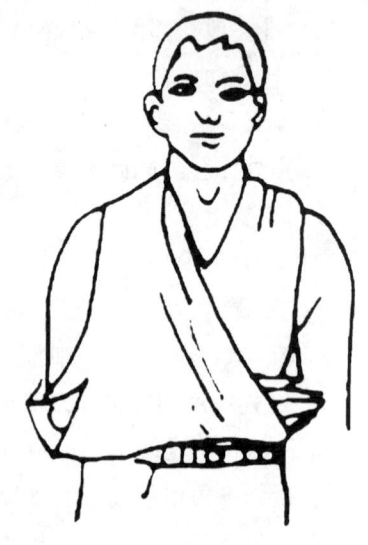

图7—2　三角巾大悬臂带包扎法

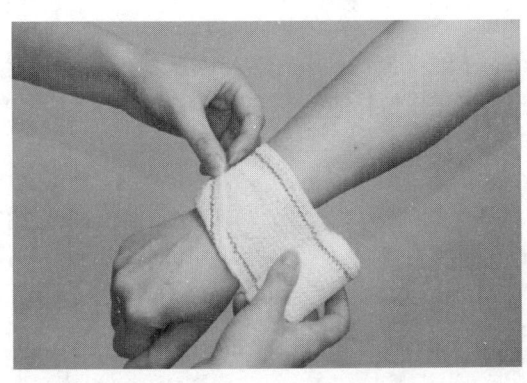 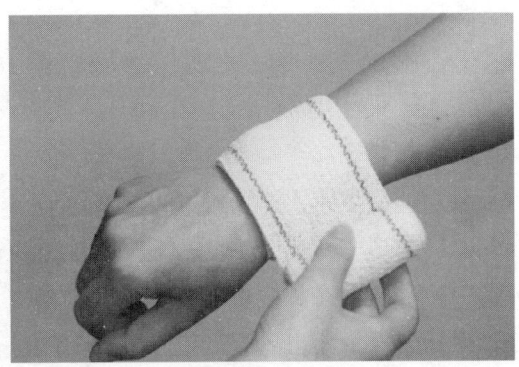

图 7—3　环形包扎法

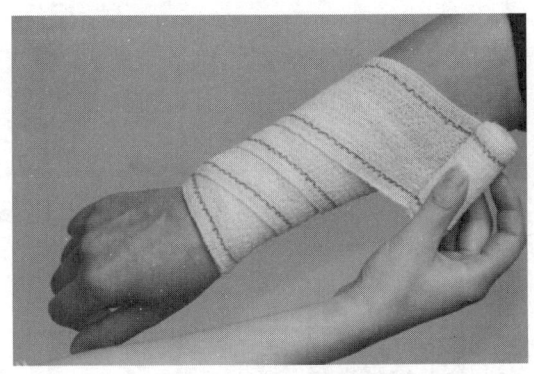 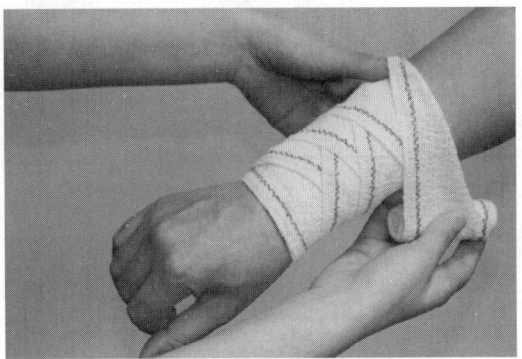

图 7—4　螺旋形法　　　　　　　　　图 7—5　螺旋形反折包扎法

4)"8"字形包扎法。肘、膝、踝、肩、髋等关节处的包扎,"8"字压在伤口上,从远心端向近心端包扎,如图 7—6 所示。

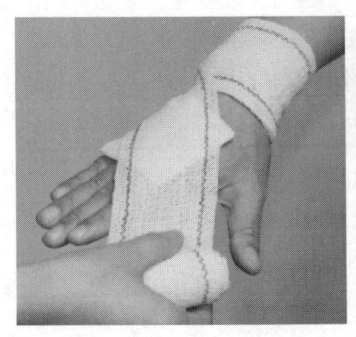 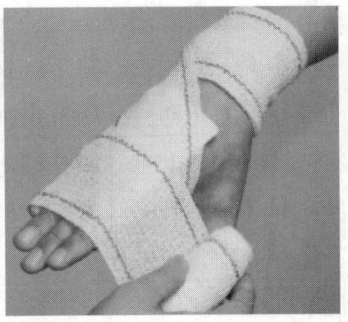 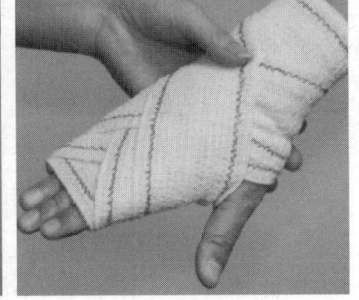

图 7—6　"8"字形包扎法

四、骨折固定

骨折是骨头损伤后发生完全或不完全的断裂,可分为开放性骨折和闭合性骨折。

1. 骨折体征

(1) 局部疼痛、肿胀和功能障碍。

(2) 畸形、异常活动。

(3) 骨擦音(骨擦感)。

2. 骨折固定的目的

(1) 制动止痛,防止休克。

(2) 防止骨折端损伤血管、神经或内脏。

(3) 减少出血,便于运送。

3. 注意事项

(1) 确认现场安全。

(2) 固定,但严禁当场复位。

(3) 骨突处加垫。

(4) 结打在夹板上,检查松紧度。

(5) 疑脊椎骨折必须用木板床水平搬动。

(6) 所选用的固定材料必须要长于骨折处上下关节,做超关节固定。

(7) 密切观察生命体征变化。

五、外伤的处理原则

1. 尽可能带上医用手套,如无,可用敷料、干净布片、塑料袋、餐巾纸作为隔离层。

2. 脱去或剪开衣服,暴露伤口,检查出血部位。

3. 根据出血的部位及出血量的多少,采用不同的止血方法。

4. 不要对嵌有异物或骨折断端外露的伤口直接压迫止血。

5. 不要去除血液浸透的敷料,而应在其上方另加敷料并保持压力。

6. 肢体出血应将受伤部位抬高到超过心脏的高度。

7. 如果必须用裸露的手进行伤口处理,在处理完毕后,用肥皂洗手。

8. 止血带在万不得已的情况下,方可使用。

9. 软组织损伤后立即冷敷,48小时后开始理疗及热敷。

10. 骨折急救时应遵循先止血包扎再固定的原则。

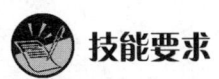 **技能要求**

上肢出血的包扎

操作步骤

步骤1　操作前准备

（1）自身准备。照护人员洗手。

（2）用物准备。纱布，弹力绷带，毛巾，三角巾。

（3）评估现场环境是否安全，判断伤情，做好解释，取得照护对象配合。

步骤2　为照护对象做上肢出血的包扎

（1）先盖纱布（注意不要接触纱布覆盖伤口的一面），敷料超过伤口边缘3厘米，再放一定厚度的衬垫（毛巾）。从肢体远端开始包扎，起始用绷带做两圈环形包扎。

（2）绷带螺旋上绕，每一圈压住上一圈的1/2~2/3，最后以两圈环形包扎来固定。

（3）嘱咐伤员抬高患肢，也可用三角巾做大悬臂带包扎法。

步骤3　操作后处理

照护人员清理用物，洗手。

注意事项

（1）及时送医。

（2）物品归位。

（3）注意观察患体末端血供及照护对象的反应。

（4）注意观察敷料是否干洁。

第3节　跌倒与坠床的处理

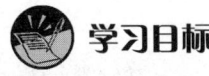 **学习目标**

➢ 了解跌倒与坠床的常见原因

➢ 掌握跌倒与坠床的预防及处理方法

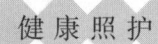

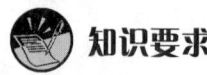

一、跌倒的预防和处理

1. 跌倒的常见原因

跌倒是因为照护对象的身体失去平衡而意外触及地面。老年照护对象意外受伤的首要原因是跌倒。老年照护对象容易跌倒的原因有以下几个方面:

(1) 高龄因素。老年照护对象全身机能退化,反应变慢,肌肉力量减退,容易因下肢乏力、步态不稳而跌倒,还可因视力减退或夜间视物不清,行走中被障碍物绊倒。

(2) 疾病因素。患有心脑血管疾病、颈椎病、美尼尔氏综合征及偏瘫等老年照护对象较易跌倒。

(3) 药物因素。长期服用降压、降糖、镇静、催眠、抗焦虑、抗抑郁等药物的老年照护对象,可产生血糖、血压过低等症状,进而常因头晕目眩、步态不稳等跌倒。

(4) 环境因素。居家环境中如地面湿滑,外露接线板的牵绊,物品放置过高拿取不便,灯光太暗或太亮刺眼等都容易导致照护对象跌倒。老年照护对象外出时,人流拥挤、路面不平坦等也是导致其跌倒的常见因素。

(5) 其他因素。过量饮酒、洗澡时间过长、突然改变体位或长时间卧床等,均可导致老年照护对象短暂性脑缺血而跌倒。

2. 跌倒的预防

(1) 常用的生活物品应定点放置,便于照护对象拿取。

(2) 腿脚不便的照护对象要使用拐杖或其他助行器保障行走安全,夜间上厕所照护人员必须陪同。

(3) 照护对象衣裤要合身,不宜过长过大,否则容易受牵绊而跌倒。

(4) 服用镇静、催眠药物的照护对象进行活动或久卧、久蹲的照护对象改变体位,应有照护人员陪同和搀扶。

(5) 老年照护对象的居家环境要尽量减少台阶、门槛、杂物等障碍物,注意灯光亮度,保持地面干燥。卫生间的门最好是外开式的,采用坐式马桶,浴缸不能太深,浴缸底垫防滑垫,浴缸和马桶边安装扶手。

3. 跌倒的严重程度判断

一级:不需要或只需要稍微治疗与观察的受伤程度,如擦伤、挫伤、不需要缝合的皮肤小的撕裂伤等。

二级:需要冰敷、夹板固定等处理的受伤程度,如扭伤、需要缝合的皮肤裂伤等。

三级：需要抢救的受伤程度，如骨折、意识丧失、精神或身体状态改变等。

4. 跌倒的处理原则

（1）发现照护对象跌倒要立即报告医护人员或家属。

（2）对跌倒的照护对象不要急于扶起。如脑卒中或蛛网膜下腔出血者，立即扶起会加重其出血症状。再如脑供血不足引起的眩晕跌倒，应让照护对象平卧，将其扶起反而会加重其脑部缺血状况。

（3）注意观察照护对象的表情、神态和肢体活动情况。如神志清醒的，可一边询问跌倒原因，一边拨打"120"电话，等待急救处理。如照护对象跌倒后呕吐，应将其头部侧向一边，以防呕吐物返流入呼吸道，引起窒息。

（4）疑有骨折的按骨折紧急处理。

二、坠床的预防与处理

1. 坠床的常见原因

坠床多见于心脑血管疾病、行动障碍、视力障碍、意识不清、身体平衡功能减退以及服用阿托品类药物的老年照护对象。

2. 坠床的预防

（1）照护对象每次在起床前要做到三个"30秒"，即醒后30秒起床，坐起后30秒起立，站立后30秒行走。这可以有效预防因快速起床产生脑部短暂性缺血引起的坠床。

（2）意识障碍的照护对象睡床应加床挡，或用保护带将照护对象固定在安全的活动范围以内，保护带应松紧适宜，以免影响血液循环。

（3）安装床头灯或者小夜灯，方便照护对象晚上如厕。

（4）照护对象服用镇静安定药后要及时上床，用药后的一切活动应在照护人员陪护下完成。

3. 坠床的严重程度判断

一级：不需要或只需要稍微治疗与观察的受伤程度，如擦伤、挫伤、不需要缝合的皮肤小的撕裂伤等。

二级：需要冰敷、夹板固定等处理的受伤程度，如扭伤、需要缝合的皮肤裂伤等。

三级：需要抢救的受伤程度，如骨折、意识丧失、精神或身体状态改变等。

4. 坠床的处理原则

（1）发现照护对象坠床要立即报告医护人员或家属。

（2）对坠床的照护对象不要急于扶起。如脑卒中或蛛网膜下腔出血者，立即扶起会加重其出血症状。再如脑供血不足引起眩晕跌倒，应让照护对象平卧，将其扶起反而会加重其脑部缺血状况。

（3）注意观察照护对象的表情、神态和肢体活动情况。如神志清醒的，可一边询问坠床原因，一边拨打"120"电话，等待急救处理。如照护对象坠床后呕吐，应将其头部侧向一边，以防呕吐物返流入呼吸道，引起窒息。

（4）疑有骨折的按骨折紧急处理。

第4节　噎食与误吸的紧急处理

学习目标

➢ 了解噎食、误吸的基本知识
➢ 掌握噎食、误吸的紧急处理方法
➢ 能够对发生噎食、误吸的照护对象采取相应的紧急救助措施

知识要求

一、噎食的紧急处理

1. 噎食的原因

（1）脑血管病变的照护对象，咽反射迟钝，易造成吞咽动作不协调而发生意外。

（2）食道病变的照护对象，食管弹性下降，进食时易造成食道痉挛。

（3）老年照护对象咀嚼功能不良，大块食物尤其是肉类，不容易被嚼碎。

（4）照护对象情绪激动，易诱发食道痉挛。

（5）照护对象进食时谈话、说笑、注意力不集中。

2. 噎食的临床表现

（1）海姆立克征象，照护对象将一手放到咽喉部，不能言语、表情痛苦。

（2）照护对象不能说话或呼吸。

（3）面唇青紫。

（4）失去知觉。

（5）若为部分气道阻塞，可出现剧烈的咳嗽，咳嗽间歇有哮鸣音。

3. 噎食的处理方法

（1）一旦发现噎食，应立即停止进食。

（2）清理口腔内残余食物。

（3）按下求助按钮，拨打"120"急救电话。在等待急救车到来前，可选择以下方法进行应急处理。

1）后背拍击法。照护人员站在照护对象左侧，将照护对象向前倾，左手按住照护对象前胸，右手适当用力拍击照护对象后背，使堵住气道的食物受震动而被排出，缓解梗阻。

2）腹部冲击法。照护人员站在照护对象身后，双手环其腰部，一手握拳，拇指侧朝向照护对象腹部，放在胸骨下和脐眼中点。另一手抓住握拳手，使用快速向内向上的力量冲击照护对象腹部。每一次冲击应独立、有力地进行，循环反复，目的是使肺里的气体冲击大气管，将气管里的食物排出，恢复气道功能。

3）按压舌根法。用手帕包裹右手食、中指，按压照护对象舌根，使其吐出异物；或者看到喉咙深部异物，予以取出。

4. 噎食的预防

（1）开展饮食指导。饮食应遵循规律、均衡、适量的原则。对照护对象应小口喂食。嘱咐照护对象细嚼慢咽，饭前先喝少量汤，口中含有食物时应避免大笑、讲话、行走或跑步。

（2）对出现吞咽困难、面肌痉挛、唇舌震颤等症状的照护对象，要给予其稀、软的流质或半流质饮食，协助其缓慢进食，不可催促照护对象。

（3）忌食馒头、饼及坚硬的、长条、大块食物。若想吃，可将馒头、饼泡在汤或牛奶、豆浆中充分软化，捣碎成半流质；将长条、大块的食物切成细块，并嘱咐照护对象充分咀嚼。

二、误吸的紧急处理

1. 误吸的原因与表现

误吸是指口水、食物等任何物质被吸入气道内。咳嗽反射减退是发生误吸的根本原因。常见原因有：

（1）身体各器官机能减退，会厌功能不全。

（2）胃肠功能减退或者腹内压升高发生反流。

（3）年老体弱，咳嗽无力。

健康照护

（4）药物因素导致喉部肌肉松弛。

2. 误吸的临床表现

呼吸困难是其首发和突出的表现，如突然剧烈的呛咳、呼吸困难、声音嘶哑等。严重者还会出现口唇青紫、面色青白等缺氧症状，很可能在几分钟内因缺氧窒息死亡。

3. 误吸的处理方法

（1）呼救及拨打"120"电话。

（2）立即采取侧卧，头低足高位，头偏向一侧。

（3）清理口腔气道，叩击背部。

4. 误吸的预防措施

（1）评估照护对象的体力，吞咽、咳嗽反射，咀嚼功能和意识状态。

（2）给照护对象特别是老年照护对象提供易吞咽的食物。照护对象进食时协助其端坐或半坐卧，使其保持体位舒适，进食后保持半卧位30~60分钟再恢复体位。

（3）协助老年照护对象进食，每日量不宜太多，给其充足的时间咀嚼和吞咽，观察食物是否顺利咽下，嘱咐老年照护对象进食时细嚼慢咽，不要讲话。

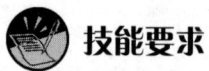
技能要求

噎食处理

对于气道异物的处理，在现场主要采用"腹部冲击法"。这种抢救方法是美国著名医学家亨利·海姆立克教授发明的。该法利用冲击腹部-膈肌软组织产生向上的压力，压迫两肺下部，从而驱使肺部残留空气形成一股气流，长驱直入气管，将堵塞气管、喉部的食物块等异物驱除。

操作步骤

步骤1　快速判断照护对象是否噎食

步骤2　为照护对象做噎食处理

（1）自救腹部冲击法（见图7—7）

1）自己的一手握空心拳，拳眼置于腹部脐上两横指处。

2）另一手紧握住此拳，双手同时快速向内、向上冲击5次，每次冲击动作要明显分开。

3）还可选择将上腹部压在坚硬物上，如桌边、椅背和栏杆处，连续向内、向上冲击5次（见图7—8）。

4）重复操作若干次，直到异物排出。

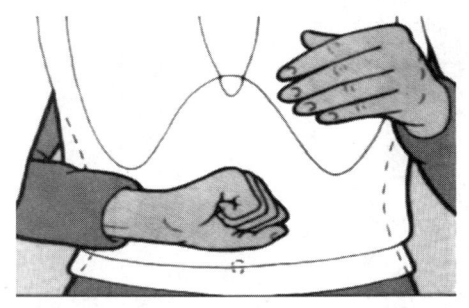 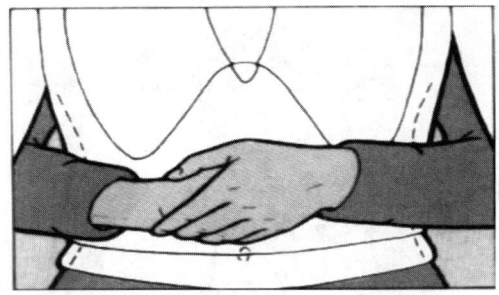

图 7—7　自救腹部冲击法

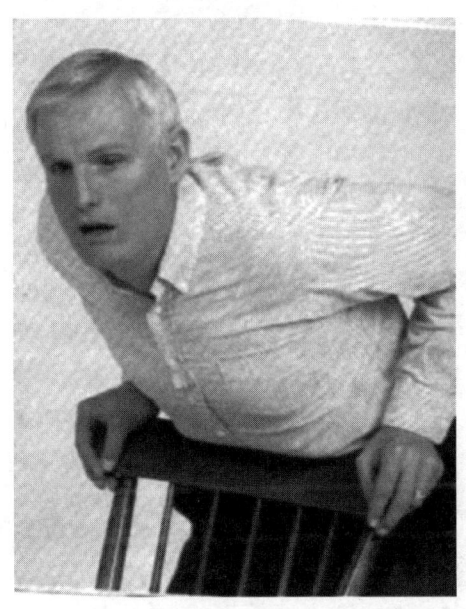

图 7—8　自救腹部冲击法

（2）互救腹部冲击法

1）立位腹部冲击法。适用于意识清楚的照护对象。

取立位，照护人员站在照护对象背后，协助照护对象弯腰、头部前倾，以双臂环绕其腰，一手握拳，使拇指倒顶住其腹部正中线肚脐略向上方部位，远离剑突尖。另一手紧握此拳以快速向内向上冲击，将拳头压向照护对象腹部，连续5次，以造成人工咳嗽，驱出异物。每次冲击应是独立、有力的动作。注意施力方向，防止胸部和腹内脏器损伤，如图7—9所示。

2）卧位腹部冲击法。适用于意识不清的照护对象。另外，此法也可用于因抢救者身体矮小、不能被环抱住腰部的照护对象。

健康照护

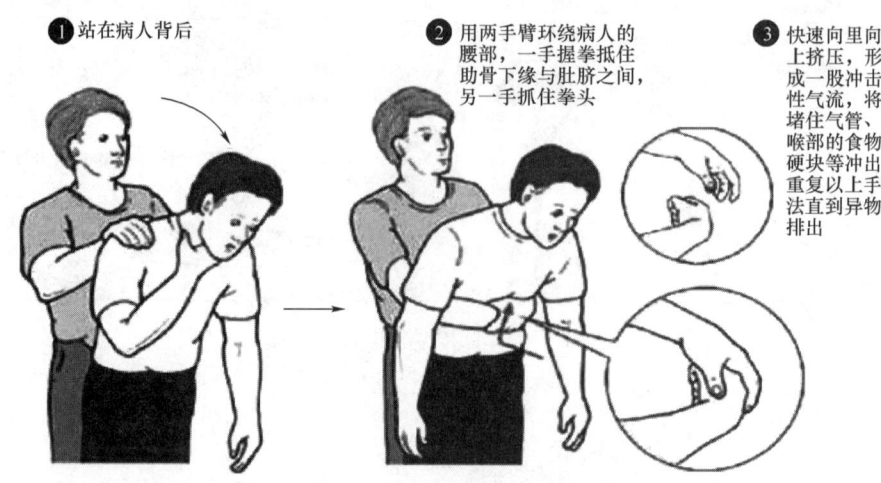

图 7—9　互救腹部冲击法

将照护对象置于仰卧位，使头后仰，开放气道。照护人员跪其大腿旁或骑跨在两大腿两侧，以一手的掌根平放在其腹部正中线肚脐的略上方，不能触及剑突。另一手直接放在第一只手背上，两手重叠，一起快速向内向上冲击照护对象的腹部，连续6~10次，检查异物是否排出在口腔内，若在口腔内，用手取异物法取出；若无，可再冲击腹部6~10次进行检查，如图7—10所示。

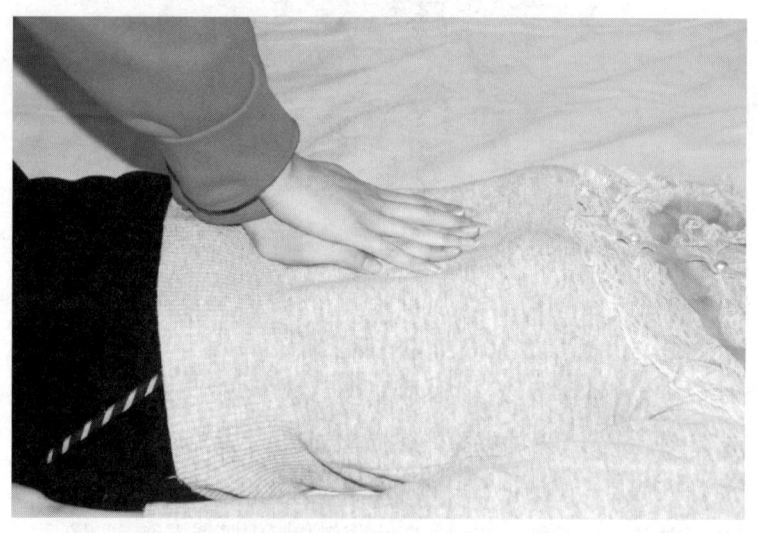

图 7—10　卧位腹部冲击法

3）胸部冲击法。妊娠晚期或过度肥胖的清醒照护对象，因无法实施腹部冲击或其效果不佳时，可用胸部冲击代替。照护人员站在此类照护对象背后，用双臂绕过其腋窝，环绕其胸部，用握拳的拇指一侧朝向照护对象胸骨中点，避免压于剑突或肋缘上，另一手抓住握拳手实施向后冲击，连续5次，如图7—11所示。

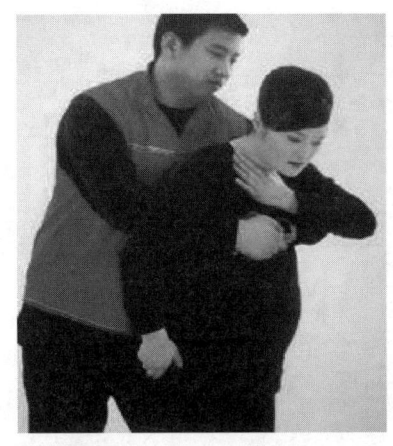

图7—11　胸部冲击法

步骤3　操作后处理

（1）安抚照护对象，并将照护对象置于舒适体位。

（2）照护人员洗手。

注意事项

1. 尽早尽快识别气道异物梗阻的表现，迅速做出判断。
2. 实施腹部冲击，定位要准确，不要把手放在胸骨的剑突上或肋缘下。
3. 腹部冲击要注意防止胃中食物返流导致误吸。

模块四　护理操作实训

实训1　铺备用床　　　　　　　　　/142
实训2　更换有人床位　　　　　　　/143
实训3　床上擦浴　　　　　　　　　/144
实训4　床上洗发　　　　　　　　　/145
实训5　体温、血压测量　　　　　　/146
实训6　噎食处理　　　　　　　　　/146
实训7　床—轮椅的移动　　　　　　/147
实训8　上肢出血的包扎　　　　　　/148

实训 1 铺备用床

自身准备 → 素质要求（自我介绍、态度、仪表、服装、鞋、洗手）。
↓
用物准备 → 褥子、棉胎、被套、大单、枕芯、枕套、被套。
↓
环境准备 → 周围无照护对象治疗或进食。
↓
操作前准备 → 移床旁桌离床约 20 厘米，移床旁椅至床尾正中、离床尾约 15 厘米，物品按顺序摆放在床旁椅。
↓
铺大单 → 将大单放于床褥上，大单的中线对齐床中线，分别向床头床尾散开。
先铺近侧床头大单：一手托起床垫一角，另一手伸过床头中线，将大单折入床垫下，在距床头约 30 厘米处，向上提起大单边缘使大单头端呈等边三角形，然后再将两底角分别塞于床垫下。
↓
同法铺床尾大单。
两手将大单中部边缘拉紧，塞于床垫下。
转至对侧，同法铺对侧大单。

套被套 → 被套正面向外放在铺好的大单上，中线与床中线对齐。
将被套尾部开口端的上层打开至 1/3 处。
再将"S"形折叠的棉胎放入被套尾端的开口处，底边与被套开口边缘平齐。拉棉胎上缘至被套封口端，对好两上角，展开棉胎，平铺于被套内。
↓
至床尾逐层拉平盖被。盖被尾端开口用系带系好。
盖被上端与床头平齐，两侧边缘内折和床缘平齐，尾端塞于床垫下或内折与床尾平齐。

套枕套 → 将枕套套于枕芯上，拍松整理枕头。
↓
枕头横放于床头盖被上，开口端背门。

移回床旁桌椅
↓
用物处理 → 整理用物，洗手。

实训 2　更换有人床位

自身准备　→　素质要求（自我介绍、态度、仪表、服装、鞋、洗手）。
↓
用物准备　→　褥子、棉胎、被套、大单、枕芯、枕套、被套。
↓
环境准备　→　周围无照护对象治疗或进食。
↓
操作前准备　→　移床旁桌离床约20厘米，移床旁椅至床尾正中、离床尾约15厘米，物品按顺序摆放在床旁椅。将安全护栏拉起。
↓
扫大单　→　松开床尾盖被，把枕头移向对侧，并协助照护对象移向对侧。
　　　　　　协助照护对象侧卧，背向操作人员。
↓　　　　　从床头至床尾松开近侧床单，卷于照护对象身下，扫除褥垫上的碎屑。

铺清洁大单　→　将对侧一半大单塞于照护对象身下，按铺床法铺好近侧大单。
　　　　　　　协助照护对象平卧，照护人员转向对侧，移枕于照护对象头下，协助照护对象背对照护人员，侧卧于已铺好床单的一侧。
↓　　　　　　松开床单，取出污大单放在床尾。
　　　　　　　同法铺好床单。
　　　　　　　协助照护对象平卧。

换被套　→　铺清洁被套于盖被上，打开被套尾端开口，从污被套里取出棉胎（"S"形折叠）
↓　　　　　放于清洁被套内，套好被套。
　　　　　　抽走脏被套。

更换枕套　→　将枕头拍松整理平整。
↓
移回床旁桌椅　→　根据病情需要调节床头和床尾。
↓
用物处理　→　整理用物，洗手。

健康照护

实训3　床上擦浴

自身准备	→	素质要求（自我介绍、态度、仪表、服装、鞋、洗手）。
↓		
用物准备	→	治疗车、治疗盘、水桶、脸盆、弯盘、水杯、吸管、便器、浴巾、毛巾、清洁衣裤、湿巾、被单、剪刀、梳子。
↓		
照护对象准备	→	核对姓名、床号，了解病情，解释得当。
↓		
病房准备	→	关门窗，拉屏风，调节室温（口述）。
↓		
操作准备	→	松被角，协助照护对象排尿（口述）。测试水温、拉对侧床栏。
↓		
擦脸	→	先擦眼，再擦洗一侧额部、颈部、鼻翼、人中、耳后、下颌、颈部。
↓		
协助脱衣	→	浴巾一半铺于照护对象身下，一半盖在照护对象上半身。
↓		
擦浴	→	涂沐浴露。擦洗双上肢、胸、腹部。湿毛巾擦去沐浴露。清洗毛巾后再擦洗。浴巾擦干（口述换水）。
↓		
翻身	→	侧卧，背向照护人员。
↓		
擦浴	→	擦洗后颈部、背部、臀部。协助照护对象穿好上衣（口述换水）。
↓		
擦洗下肢及会阴	→	协助照护对象平卧，并协助其脱裤子，为其擦洗下肢及会阴（擦洗会阴使用温水加热的湿巾）。
↓		
洗脚	→	（换盆换水）盆下垫浴巾，为照护对象洗净双足并擦干，为其穿好裤子。撤去大浴巾。
↓		

嘱咐照护对象	→	协助照护对象取舒适体位，整理床位。
↓		
用物处理	→	清理用物，物归原处，洗手。

实训 4　床　上　洗　发

自身准备	→	素质要求（自我介绍、态度、仪表、服装、鞋、洗手）。
↓		
用物准备	→	治疗车、洗头槽、治疗盘、一次性消毒垫、水桶、脸盆、水壶、吹风机、浴巾、毛巾、棉球、洗发剂、夹子、梳子。
↓		
照护对象准备	→	核对姓名、床号，了解病情，解释得当。
↓		
病房准备	→	关门窗，拉屏风，调节室温（口述）。
↓		
操作准备	→	松被角，协助照护对象排尿（口述）。 拉对侧床栏。
↓		
洗发前准备	→	枕头垫于照护对象的肩下，协助其仰卧，为其松衣领（向内反折）。 将毛巾围于照护对象的脖颈并用夹子固定，铺一次性垫巾、浴巾。 置洗头盆，协助照护对象将头部置于槽口，槽口下部接污水管，双耳塞棉球。
↓		
洗发	→	测试水温，湿润头发，擦洗发剂，搓揉头发，冲洗头发。 解下毛巾包住头发，撤去洗头盆及棉球。
↓		
擦洗脸部	→	擦洗脸部，撤去一次性浴巾，吹干头发。
↓		
梳头	→	梳头，撤一次性垫巾（脱落头发卷入垫巾）。
↓		
嘱咐照护对象	→	协助照护对象取舒适体位，整理床位。
↓		
用物处理	→	清理用物，物归原处，洗手。

实训 5 体温、血压测量

自身准备 → 素质要求（自我介绍、态度、仪表、服装、鞋、洗手）。
↓
用物准备 → 治疗盘、弯盘、体温表及盛器、消毒纱布、记录本、带秒针的表、笔、有秒针的手表、电子血压计。检查体温计有无破损并甩至35°以下，检查血压计电量充足。
↓
照护对象准备 → 核对姓名、床号，了解病情，解释得当，取舒适卧位。
↓
腋下测温 → 检查体温表有无破损。
擦干照护对象的腋窝汗液（口述），体温表置其腋窝深处，嘱咐其屈臂过胸夹紧。
↓
10分钟后取出，准确读数，记录。
用消毒纱布擦净体温表并放入弯盘。
血压测量 → 驱除袖带内气体，袖带放置肘上两横指，松紧能容纳一根手指。
↓
开启血压计。测量完毕，准确读数，记录，关闭血压计。
嘱咐照护对象 → 协助照护对象取舒适卧位。
↓
用物处理 → 体温表浸泡消毒，弯盘消毒。
清理用物，物归原处，洗手。

实训 6 噎食处理

自身准备 → 素质要求（自我介绍、态度、仪表、服装、鞋、洗手）。
↓
判断噎食 → 巡视病房发现异常。
↓
询问是否噎食。

呼救	→	打铃呼叫医生。
↓		
清除口腔异物	→	清除照护对象口腔内积存的食物。
↓		对意识清晰的照护对象,鼓励其连续用力咳出食物。
海姆立克急救法	→	站在照护对象身后,背后抱住其腹部,双臂围环其腰腹部。
		一手握拳,拳心向内按压其的肚脐和肋骨之间的部位。
↓		另一手成掌捂按在拳头之上,双手急速向里向上按压。
		反复操作,直至阻塞物被吐出为止。
嘱咐照护对象	→	安抚照护对象,协助其取舒适体位。
↓		
洗手	→	洗手。

实训 7　床—轮椅的移动

自身准备	→	素质要求(自我介绍、态度、仪表、服装、鞋、洗手)。
↓		
用物准备	→	轮椅车、毛毯、别针或夹子若干、保暖外衣(必要时)。
↓		检查轮椅各部件。
移轮椅	→	椅背与床尾平行,面向床头或呈45°。
↓		将车闸制动,翻起脚踏板。
照护对象准备	→	解释得当,协助照护对象穿衣(口述)。
↓		
移至轮椅上	→	铺毛毯于轮椅背上,备鞋。
		将照护对象移动至床缘侧,一手伸入照护对象颈肩下,另一手伸入照护对象膝盖下,用力移动使其双腿下垂。
		靠床缘坐下帮助其穿鞋。
↓		面对照护对象站立,双腿分开,请照护对象双手放在照护人员肩上,环抱住照护对象腰部,支撑其转身,再坐在轮椅上。
		照护对象双手交叉,照护人员站在照护对象背后,双手从其背后往前拉住其双手,拉动照护对象使其尽量靠后坐。
		放下脚踏板,让照护对象双脚置于其上。

盖好毛毯	→	将毛毯上端边向外翻折 10 厘米，围在照护对象颈部，用别针固定，并用毛毯围裹双臂做成两个袖筒各用别针固定在腕部。再用毛毯围好上身，用毛毯将双下肢和双脚包裹。
↓		
整理床铺	→	床铺呈暂空床。
↓		
推动轮椅	→	固定好约束带，打开轮椅车手闸。 嘱咐照护对象坐稳。 上坡正走，下坡倒走。下坡应减速，并嘱照护对象抓紧扶手。
↓		
用物处理	→	整理用物，洗手。

实训 8　上肢出血的包扎

自身准备	→	素质要求（自我介绍、态度、仪表、服装、鞋、洗手）。
↓		
用物准备	→	三角巾、弹力绷带、无菌敷料、笔等。
↓		
判断环境与伤情	→	评估环境安全。 右前臂中断掌面软组织创伤，广泛渗血，无喷射状出血，无异物无骨折（口述）。
↓		
止血	→	手取无菌敷料敷外面，直接在伤口上方加压止血。 用绷带先在敷料远端环形两圈使其牢固，然后螺旋形向上包扎，每圈适度加压压住上一圈的三分之二使绷带卷边缘保持平整，最后平绕一圈，在伤肢外侧固定。
↓		
三角巾固定	→	三角巾顶角在右手肘关节处，内侧底角在左肩，翻起另一个底角，两个底角打结，肘关节处顶角固定。 悬吊上肢约 80°~85°。
↓		
安抚照护对象	→	对照护对象进行心理疏导，并协助其取舒适体位。
↓		
用物处理	→	整理用物，洗手。

健康照护（专项职业能力）理论知识考试模拟试卷

一、判断题（第 1 题~第 50 题，将判断结果填入括号中，正确的填"√"，错误的填"×"；每题 1 分，共 50 分）

1. 健康照护人员应切实尊重病人，并维护其合法权益，主动为病人提供规范、便捷、满意的服务。（   ）
2. 健康照护工作要以缓解病痛、促进康复为根本。（   ）
3. 护理操作过程中的语言规范包括操作前解释和操作后叮嘱。（   ）
4. 健康照护人员服务对象包括医疗机构内重症病房内的患者。（   ）
5. 健康照护人员应该掌握一些意外情况的现场急救技术。（   ）
6. 拖把和抹布的消毒时间不应少于 15 分钟。（   ）
7. 开窗时尽量形成对流风，以加快空气流通速度，对老弱病者要及时添加衣服，以免受凉。（   ）
8. 患者在住院期间，医护人员根据患者病情确定护理级别。（   ）
9. 为保证照护对象的睡眠，夜间病房不应该有灯光。（   ）
10. 有人床位整理过程中务必保证照护对象安全。（   ）
11. 剃须过程中如服务对象欲咳嗽，应停止操作。（   ）
12. 床上擦浴的顺序应该先患侧后健侧。（   ）
13. 为照护对象修剪指甲，如果剪得过短，容易造成嵌甲。（   ）
14. 用生理盐水漱口可以预防感染。（   ）
15. 为卧床照护对象做口腔护理，棉签或棉球应吸足水分，以便于清洁牙齿。（   ）
16. 协助左侧上肢活动不便的照护对象穿套头衣服应先套入衣领。（   ）
17. 每日晨、晚帮助照护对象进行清洁卫生照护可以预防压疮的发生。（   ）
18. 医院饮食分为基本饮食、治疗饮食和试验饮食。（   ）
19. 尿毒症患者的饮食控制非常重要。（   ）
20. 全麻患者清醒后应给流质饮食。（   ）
21. 不能吞咽大块食物的老人可适用普通饮食。（   ）
22. 尿道感染的患者易出现尿频、尿急、尿痛，且每次尿量增加。（   ）
23. 温水冲洗会阴有助于排尿。（   ）
24. 对于便秘照护对象应定时使用开塞露。（   ）

25. 睡眠时间因人而异，90岁的老年人每天需要睡眠为5~6小时。（　　）
26. 最常见的睡眠形态紊乱是失眠。（　　）
27. 测量呼吸时手置于脉搏部位是为了转移照护对象的注意力。（　　）
28. 对于呼吸困难的病人应着重观察其呼吸频率和呼吸深度。（　　）
29. 靠近骨骼的大动脉都可作为测量脉搏的部位。（　　）
30. 给脉搏不规则者测量脉搏需30秒钟。（　　）
31. 冬天为照护对象测量腋温，应注意保暖，体温计水银端可夹放在腋窝棉毛衫外侧测量。（　　）
32. 感冒照护对象用过的体温计要煮沸消毒。（　　）
33. 正常血压一昼夜中不会有变化。（　　）
34. 电子血压计测量血压不需要听诊器。（　　）
35. 血压计使用完毕后应向水银槽倾斜45°，关闭水银开关。（　　）
36. 坐轮椅的照护对象压疮常发生在坐骨结节处。（　　）
37. 预防压疮，应为卧床照护对象提供高蛋白质、高脂肪、高热量的饮食。（　　）
38. 患者吞咽胶囊困难时，可以将胶囊内药粉倒出来用水溶解后服用。（　　）
39. 药物不良反应包括用药所致的不良心理及躯体反应。（　　）
40. 四肢末梢循环不良的照护对象可以使用热水袋保暖。（　　）
41. 踝关节扭伤后应立即用热水袋敷贴，减轻疼痛。（　　）
42. 局部有慢性溃疡的不宜使用冰袋止痛。（　　）
43. 高热照护对象足心禁止用冷。（　　）
44. 中段尿留取量为5~10毫升。（　　）
45. 严格按照操作要求进行体位变换，能保证照护对象安全。（　　）
46. 翻身动作粗重，会引起照护对象皮肤损伤，诱发压疮。（　　）
47. 扶助左侧偏瘫照护对象下轮椅，工作人员的膝部应顶住照护对象右侧肢体。（　　）
48. 平车搬运照护对象，上坡时照护对象的头部应在低处。（　　）
49. 低热也可以导致严重的烫伤。（　　）
50. 化学烧伤可能同时伴有中毒表现。（　　）

二、单项选择题（第1题~第50题，选择一个正确的答案，将相应的字母填入题内的括号中；每题1分，共50分）

1. 健康照护人员操作时，（　　）。
　　A. 有无监督都应该一致　　　　　　B. 不伤害患者自尊心
　　C. 举止不能过于随便　　　　　　　D. 以上都正确

2. 人体水分蒸发快，散发大量的热，是由于（　　）。
   A. 病房温度过低　　　　　　　　B. 病房湿度过大
   C. 病房通风不良　　　　　　　　D. 病房湿度过低

3. 对高龄、视觉或行动障碍、长期服用镇静剂等的患者，采用（　　）以警示患者和护士。
   A. 病情危重标志　　　　　　　　B. 温馨服务标志
   C. 专护标志　　　　　　　　　　D. "跌倒警示"的标志

4. 护理分级一般使用（　　）确定患者自理能力的等级。
   A. 主观评定量表　　　　　　　　B. Barthel 指数量表
   C. ADLS 量表　　　　　　　　　 D. 日常生活能力

5. （　　）不属于高龄老人更易发生跌倒的原因。
   A. 视力下降　　　　　　　　　　B. 对环境改变的适应能力差
   C. 骨质疏松　　　　　　　　　　D. 情绪障碍

6. 关于备用床的评价标准，下列选项中不正确的是（　　）。
   A. 铺好的床位符合平紧、舒适、安全原则
   B. 大单中线对齐，四角平紧方正
   C. 被子充实、平整，两边内折对称与床边平齐，被尾向内折与床尾平齐
   D. 枕套平整、四角充实开口，朝门放置

7. 帮助照护对象梳头时，错误的做法是（　　）。
   A. 备物：梳子、脸盆
   B. 用梳子由发根轻轻梳至发梢
   C. 遇有打结时，将头发绕在食指上慢慢梳通
   D. 梳毕，清理用物，放回原处

8. 剃须前用围巾围在头颈部，把热毛巾拧干后捂在胡须上（　　）分钟，涂上剃须液。
   A. 0.5　　　　　B. 1~2　　　　　C. 5~10　　　　　D. 20

9. 关于床上擦浴的顺序，下列选项中错误的是（　　）。
   A. 先患侧后健侧　　　　　　　　B. 自足跟至臀部
   C. 先上肢后下肢　　　　　　　　D. 先近侧后远侧

10. 照护对象到浴室洗澡，不正确的做法是（　　）。
    A. 水温不过高　　　　　　　　　B. 时间不过长
    C. 室温不过高　　　　　　　　　D. 浴室要闩门

11. 照护对象餐后漱口有利于（　　）。
    A. 促进唾液分泌，帮助消化　　　　B. 按摩牙龈
    C. 去除食物残渣，保持口腔清洁　　D. 防止牙齿脱落
12. 清洁会阴部时不应（　　）。
    A. 向照护对象说明操作内容　　　　B. 同时一次备齐用物
    C. 动作敏捷、轻柔　　　　　　　　D. 打开门窗
13. 对骨折患者晨间护理最佳程序是（　　）。
    A. 用便器—皮肤护理—扫床—口腔护理
    B. 口腔护理—扫床—皮肤护理—用便器
    C. 用便器—口腔护理—皮肤护理—扫床
    D. 扫床—皮肤护理—用便器—口腔护理
14. 碳水化合物的主要功能是（　　）。
    A. 维持体温　　B. 滋润皮肤　　C. 增加免疫力　　D. 供给热能
15. 普通饮食的原则不包括（　　）。
    A. 平衡膳食　　　　　　　　　　　B. 软烂无刺激性易消化
    C. 注意色香味俱全　　　　　　　　D. 少用油炸食物和辛辣刺激性食物
16. 有些食物可以通过烹调的方法去钾以供尿毒症病人食用，但（　　）除外。
    A. 蔬菜切碎放入水中煮熟，弃水食菜
    B. 水果加糖水煮后弃水，食果肉
    C. 食用罐头蔬菜
    D. 食用新鲜蔬菜
17. 下列食品中，老年人比较适宜是（　　）的食品。
    A. 酥软　　　　B. 糯软　　　　C. 酥甜　　　　D. 煎炸
18. 给卧床病人进食时，为避免食物呛入气管，病人应采用的卧位是（　　）。
    A. 头低足高　　B. 仰卧　　　　C. 俯卧　　　　D. 头偏向一侧
19. 患有（　　）的老年人，吞咽功能障碍更突出。
    A. 泌尿系统疾病　　　　　　　　　B. 心血管意外
    C. 脑血管病后遗症　　　　　　　　D. 胃肠系疾病
20. 压力性尿失禁多见于（　　）。
    A. 儿童　　　　B. 青年女性　　C. 青年男性　　D. 老年女性
21. 尿失禁照护对象的照护措施不包括（　　）。
    A. 用接尿器接尿　　　　　　　　　B. 心理安慰

C. 鼓励适当活动，训练控制排尿功能　　D. 控制饮水

22. 睡眠良好的表现是（　　）。
    A. 睡眠时间延长　　　　　　　　　B. 身体出现肥胖
    C. 疲劳消除　　　　　　　　　　　D. 进食减少

23. 关于阻塞性睡眠呼吸暂停，下列选项中正确的是（　　）。
    A. 女性多于男性　　　　　　　　　B. 肥胖者发生率高
    C. 甲亢患者多发　　　　　　　　　D. 青年人多见

24. 对于睡眠型呼吸暂停的患者，应注意（　　）。
    A. 加强夜间观察　　　　　　　　　B. 嘱咐其采取正确的睡姿
    C. 建议其治疗原发病　　　　　　　D. 以上都对

25. 呼吸过快是指每分钟呼吸超过（　　）。
    A. 16 次　　　B. 20 次　　　C. 24 次　　　D. 以上都不对

26. 呼吸困难的病人应及时予以（　　）。
    A. 吸氧　　　　　　　　　　　　　B. 平卧
    C. 饮水　　　　　　　　　　　　　D. 进食含维生素的食物

27. 不同部位测量出的脉搏频率（　　）。
    A. 相同　　　B. 桡动脉最快　　　C. 股动脉最快　　　D. 都有可能

28. 不用拇指测量脉搏的原因是（　　）。
    A. 拇指摸不到搏动
    B. 拇指中的动脉搏动会干扰测量脉搏的准确性
    C. 拇指与其他手指不协调
    D. 习惯不用

29. 测量口腔温度，下列选项中不正确的是（　　）。
    A. 经过消毒的体温计方可使用
    B. 做好核对解释，取得照护对象合作
    C. 将体温计水银端插入口腔置于舌头上面
    D. 测量时间为 3 分钟

30. 血压的生理性变化，下列选项中正确的是（　　）。
    A. 下肢血压低于上肢血压　　　　　B. 清晨血压高于傍晚血压
    C. 寒冷时血压降低　　　　　　　　D. 情绪激动血压上升

31. 测量血压听不清时重测，下列选项中错误的是（　　）。
    A. 驱尽袖带中气体　　　　　　　　B. 汞柱回复到零点

153

C. 稍等片刻测量 D. 取几次测量的最高值

32. 卧床照护对象预防压疮，下列措施错误的是（　　）。

    A. 床铺潮湿及时更换

    B. 每周1次更换内衣裤

    C. 皮肤红肿及时报告处理

    D. 给予高热量、高维生素、高蛋白质饮食

33. 心绞痛发作时，硝酸甘油应（　　）。

    A. 吞服并少量喝水 B. 吞服并大量喝水

    C. 舌上含服 D. 舌下含服

34. 易受潮而变质的药物应（　　）。

    A. 放在阴凉干燥处 B. 密闭保存

    C. 放在阳光充足处 D. 晒干

35. 给意识不清的照护对象使用热水袋，水温不超过（　　）。

    A. 40℃　　　B. 50℃　　　C. 70℃　　　D. 80℃

36. 下列选项中，不能使用热水袋的照护对象是（　　）。

    A. 循环不良者 B. 急性胃肠炎患者

    C. 口腔化脓性炎症者 D. 肌肉注射后局部有硬结者

37. 冰袋一般使用时间不超过（　　）分钟。

    A. 30　　　B. 60　　　C. 90　　　D. 120

38. 温水（乙醇）拭浴中如果发现照护对象面色苍白，正确的做法是（　　）。

    A. 立即停止拭浴，报告医生 B. 报告医生，加快拭浴速度

    C. 加大按摩力度 D. 安慰照护对象，继续拭浴

39. 下列选项中，一般不会影响标本检验结果准确性的有（　　）。

    A. 标本内混入了消毒剂 B. 不同人员采集的标本

    C. 送检时间延迟 D. 采集标本量过少

40. 大便隐血标本留取前3天病人禁吃的食物是（　　）。

    A. 咸菜炒目鱼 B. 炒猪肝 C. 蛋汤 D. 芹菜

41. 被动卧位的照护对象（　　）。

    A. 能自己翻身但因为疾病不能翻身

    B. 能自己翻身

    C. 不能自己翻身

    D. 不准翻身

42. 扶助偏瘫照护对象上轮椅,健康照护者应（　　）。

　　A. 面对面扶助并支撑照护对象

　　B. 从后面拖动并支撑照护对象

　　C. 从侧面拖动并支撑照护对象

　　D. 抓住照护对象双手扶助并支撑照护对象

43. 轮椅安全检查,不包括检查（　　）。

　　A. 车闸是否灵活　　　　　　　　B. 轮胎气体是否充足

　　C. 轮椅的材质　　　　　　　　　D. 各部件螺钉固定是否牢靠

44. 烫伤后出现水疱,提示烫伤深度为（　　）。

　　A. Ⅰ级　　　　B. Ⅱ级　　　　C. Ⅲ级　　　　D. Ⅳ级

45. 与化学烧伤严重度关系不密切的因素有（　　）。

　　A. 化学品浓度　　B. 化学品性质　　C. 接触面积　　D. 伤者的体质

46. 静脉出血（　　）。

　　A. 色鲜红　　　　　　　　　　　B. 呈喷射状

　　C. 速度快　　　　　　　　　　　D. 危险性相对比动脉出血少

47. 现场急救包扎操作中,错误的是（　　）。

　　A. 用水冲洗伤口　　　　　　　　B. 不对有异物的伤口直接包扎

　　C. 伤口封闭要严密　　　　　　　D. 不要在伤口上撒消毒剂

48. 下列选项中,（　　）是错误的骨折急救措施。

　　A. 夹板长短与肢体长短相对称

　　B. 骨折部位不得随意移动

　　C. 骨折突出部分先固定上下两关节,后固定骨折上下端

　　D. 严密观察生命体征变化

49. 下列选项中,（　　）不是噎食的首要表现。

　　A. 呛咳　　　　　　　　　　　　B. 突然呕吐

　　C. 突然不能说话　　　　　　　　D. 出现窒息的痛苦表情

50. 下列选项中,（　　）是胃内容物误吸的主要原因。

　　A. 呕吐和反流　　B. 药物　　　　C. 进食过快　　D. 以上都不是

健康照护（专项职业能力）理论知识试卷答案

一、判断题（第 1 题~第 50 题，将判断结果填入括号中，正确的填"√"，错误的填"×"；每题 1 分，共 50 分）

1. √   2. ×   3. ×   4. ×   5. √   6. ×   7. ×   8. ×   9. ×   10. √
11. √ 12. × 13. √ 14. √ 15. × 16. √ 17. √ 18. √ 19. √ 20. √
21. × 22. × 23. √ 24. × 25. × 26. √ 27. √ 28. √ 29. √ 30. ×
31. × 32. × 33. × 34. √ 35. √ 36. √ 37. × 38. × 39. √ 40. √
41. × 42. √ 43. √ 44. √ 45. √ 46. √ 47. × 48. √ 49. √ 50. √

二、单项选择题（第 1 题~第 50 题，选择一个正确的答案，将相应的字母填入题内的括号中；每题 1 分，共 50 分）

1. D   2. D   3. D   4. B   5. D   6. D   7. A   8. B   9. A   10. D
11. C 12. D 13. C 14. D 15. B 16. D 17. A 18. D 19. C 20. D
21. D 22. C 23. B 24. D 25. C 26. A 27. A 28. B 29. C 30. D
31. D 32. C 33. B 34. A 35. B 36. C 37. A 38. A 39. D 40. B
41. C 42. A 43. C 44. B 45. D 46. D 47. A 48. C 49. C 50. A